Ulrike Franke

Artikulationstherapie bei Vorschulkindern

Diagnostik und Didaktik

Unter Mitarbeit von
Barbara Lleras, Susanne Lutz, Susanne Mayer und Kirsten Winkler-Haas

6. Auflage
40 Abbildungen

Ernst Reinhardt Verlag München Basel

Ulrike Franke, erst Aphasietherapeutin in der Stiftung Rehabilitation, Heidelberg. Dann Logopädin am Phoniatrisch-Pädaudiologischen Zentrum des Berufsförderungswerkes gGmbH, Heidelberg

Zeichnungen: Katrina Franke
Fotos: Ulrike Franke und Michaela Bautz

Die Deutsche Bibliothek – CIP-Einheitsaufnahme

Franke, Ulrike:
Artikulationstherapie bei Vorschulkindern : Diagnostik und Didaktik / Ulrike Franke. Unter Mitarb. von Barbara Lleras ... [Zeichn.: Katrina Franke. Fotos: Ulrike Franke und Michaela Bautz]. – 6. Aufl. – München ; Basel : E. Reinhardt, 2001
ISBN 3-497-01402-8

Printed in Germany

Ernst Reinhardt Verlag, Postfach 38 02 80, D-80615 München
Net: www.reinhardt-verlag.de Mail: info@reinhardt-verlag.de

Vorwort zur 4. Auflage

Bei der Vorbereitung dieser 4. Auflage überlegte ich mir, welche Veränderungen oder Ergänzungen wohl nötig sein würden. Zu diesem Zwecke durchsuchte ich zunächst die Fachliteratur der letzten Jahre zu diesem Thema. Ich wurde – Sie raten es – nicht sehr fündig. Mein Eindruck war, daß die Artikulationstherapie eindeutig nicht zu den Lieblingsthemen von FachautorInnen gehört. Offenbar steht die Theorie und die Forschung zum Bereich der kindlichen Sprechstörungen nicht im Blickpunkt des Interesses.

Wie kommt das? Nun, die Häufigkeit des Störungsbildes kann es nicht sein. In manchen logopädischen und sprachheilpädagogischen Praxen sind die Hälfte oder mehr der PatientInnen artikulationsgestörte Kinder. Da stellt sich die Frage: Wird so wenig über artikulationsgestörte Kinder veröffentlicht, weil es keinen Bedarf an Informationen gibt? Das bezweifle ich, denn KollegInnen haben mir immer wieder von langwierigen und schwierigen Artikulationstherapien und von ihrer Suche nach Lösungen berichtet. Als vor einiger Zeit der Ansatz der phonologischen Störungen aufkam, wurde er interessiert aufgenommen. Mit ihm hofft man nun, konkrete Hilfe für die Therapie bisher unzureichend therapierbarer Kinder zu bekommen. Da noch immer viele Fragen und Unsicherheiten zum phonologischen Ansatz bestehen, nahm ich einen Artikel von Susanne Mayer zu diesem Thema in die Neuauflage auf. Damit ist zwar eine Lösung für eine bestimmte Art von Sprechstörung gefunden, doch noch immer stehen KollegInnen vor schwierigen Problemen in der Artikulationstherapie. Ich habe die Hoffnung, daß sich unter der ständig steigenden Anzahl der KollegInnen die eine oder andere Forscherin oder Schreiberin befindet, die bereit ist, beispielsweise zu untersuchen, welche Methode des Transfers am günstigsten ist. Oder welche Möglichkeiten der Früherkennung es gibt, um herauszufinden, welche Art von Artikulationsfehlern „auswächst" und deshalb nicht therapiert werden muß, und bei welcher Art die Therapie unvermeidlich ist. Ich habe den Verdacht, daß bei dieser Frage das Kind selbst auch eine Rolle spielt. Aber welche?

Oder die Frage, welche Vorteile eine Gruppentherapie bei sprechgestörten Kindern hat? Oder ob es Laute gibt, die in der Gruppe therapiert werden können?

Zu untersuchende Themen aus der Praxis gibt es ausreichend, und ich appelliere an die jungen oder wissensdurstigen KollegInnen, ihre Erfahrungen zu Papier zu bringen, zu untersuchen und KollegInnen teilhaben zu lassen.

November 1995 — Ulrike Franke

Vorwort zur 3. Auflage

Das Konzept zu diesem Buch entstand einerseits aus meiner Unzufriedenheit mit der vorhandenen Literatur über die Therapie der Artikulationsstörungen, andererseits aus dem Bedauern darüber, daß so viele hervorragende Ideen zu Spielen und Übungen von kreativen Therapeutinnen und Therapeuten gefunden und ausprobiert werden, aber dann wieder verlorengehen. Das Ziel war, sie zu sammeln, zu ordnen und durch wichtige praxisrelevante Aspekte vor allem aus den Bereichen Psychologie/Psychotherapie, Diagnostik und Didaktik zu einem Ganzen zu ergänzen.

Dieses Buch will kein Lehrbuch sein, es erhebt weder im theoretischen, noch im praktischen oder didaktischen Teil Anspruch auf Vollständigkeit. So verzichtete ich beispielsweise weitgehend auf die Darlegung von Entwicklungsaspekten und -verläufen (wie phonologische oder phonetische Entwicklung) und verweise die Leserin und den Leser auf die jeweiligen Standardwerke. Wir hier lassen uns auf das Abenteuer „das stammelnde Kind" ein.

„Artikulationstherapie bei Vorschulkindern" möchte langjährig Tätigen den Absprung vom Altgewohnten leicht machen und jungen Therapeutinnen und Therapeuten Anregungen geben, auszuprobieren und Phantasie und Intuition zu schulen.

Manche Leserin wird es befremden, daß im Buch immer von *dem* Therapeuten die Rede ist, obgleich unser Beruf hauptsächlich von Frauen repräsentiert wird. *Sie* ist gemeint, die Therapeutin, mitsamt ihrem männlichen Pendant.

Es ist mir nicht möglich, alle die zu nennen, die direkt oder indirekt, kurz oder über einen längeren Zeitraum hindurch einen Beitrag zu diesem Buch geleistet haben. Manche Therapeutin wird hier die eine oder andere ihrer Spielideen wiederfinden, die weitergegeben wurde und nun in der vorliegenden Form anderen Kolleginnen und Kollegen das Lehren und den Kindern das Lernen leicht machen. Allen denen, die mit Ideen, Mitarbeit und Unterstützung zum Gelingen beitrugen, sei an dieser Stelle recht herzlich gedankt, wie auch Herrn Münster und Frau Deppenkemper vom Ernst Reinhardt Verlag für die wiederholt gute Zusammenarbeit.

Obwohl dieses Buch viele Übungen enthält, möchte ich für die Kindertherapie ein Wort von Fritz Perls, dem Begründer der Gestalttherapie, zu bedenken geben: *„Don't push the river – it flows by himself"* (Dränglе den Fluß nicht – er fließt alleine).

April 1993 — Ulrike Franke

Inhaltsverzeichnis

A. Zur Diagnostik

1. Tests

Für die Untersuchung des kindlichen Artikulationsvermögens stehen im deutschsprachigen Raum einige traditionelle Testverfahren und Lautüberprüfungsmaterialien zur Verfügung (Tab. 1). Sie sind unterschiedlich umfangreich und unterschiedlich exakt konzipiert und gestaltet. Bei diesen Tests soll das Kind entweder Bilder benennen oder Wörter, Phrasen oder Sätze nachsprechen. Ist ein Benennen aus irgendwelchen Gründen nicht möglich, so wird empfohlen, auf das Nachsprechen zurückzugreifen. Wir stellen die Frage, ob diese Verfahren einen ausreichend guten Überblick über die Qualität der kindlichen Artikulationsfähigkeit geben und welche weitere Problematik dabei beachtet werden muß.

Amerikanische Untersuchungen haben ergeben, daß das Nachsprechen die kindliche Artikulation am wenigsten genau wiedergibt, gefolgt vom Benennen und dem Nachsprechen von Sätzen. Am günstigsten scheint das spontane, freie Sprechen zu sein (Dubois u. Bernthal 1978). In Bezug auf Länge und Komplexität des zu untersuchenden Sprechtextes fanden andere amerikanische Forscher (Menyuk u. Looney 1972) in komplexen Sätzen mehr Artikulationsfehler als in einfachen. In zusammenhängender Rede sowie in phonetisch komplexen, mehrsilbigen Wörtern erscheinen ebenfalls mehr Fehler als in isolierten Testwörtern. Andere Untersucher (Panagos et al. 1979) bestätigen ebenfalls den Einfluß der Silbenzahl eines Wortes auf die Fehlerquote und fanden eine Zunahme der Fehlerzahl mit wachsender syntaktischer Komplexität. Analog zu den sprachentwicklungsverzögerten Kindern in einer weiteren Studie (Campbell u. Shriberg 1979) ist auch bei stammelnden Kindern zu vermuten, daß sie in kommunikativ wichtigen Situationen (z.B. bei einer Untersuchung) besser und deutlicher sprechen als im lockeren und unverbindlichen Gespräch über Bekanntes und Alltägliches.

In der angloamerikanischen Fachliteratur finden sich immer wieder Hinweise, die die traditionellen Benennungs- und Nachsprechtests für unzureichend erklären (Lund u. Duchan 1978, Ingram 1976), da sie zu viele Fehlerquellen enthalten. Außerdem berücksichtigen sie in keiner Weise, daß auch im Bereich der Artikulationsstörungen linguistische Aspekte von Bedeutung sind. Um diesen Aspekt mit einzuschließen, trat der Begriff „phonologische Störung" immer mehr in den Vordergrund. Die „phonetische Störung", die eigentliche Artikulationsstörung, wurde ihr untergeordnet. Neue Verfahren zur Analyse und Therapie phonologisch-phonetischer Störungen entstanden. Weitere Untersuchungen gehen der logopädischen Befunderhebung voraus bzw. ergänzen sie. Die obligatorischen phoniatrischen bzw. HNO-ärztlichen Untersuchungen inklusive der Hörprüfung sollten auch die Überprüfung der Zahnstellung, des Zahnstatus und des Kiefers einschließen.

Hier soll auch der sogenannte Zungenstoß erwähnt werden, der, deutlich ausgeprägt, ein Symptom bei zerebral bewegungsgestörten Kindern sein kann. Bei den hier angesprochenen nichtbehinderten Patienten findet er sich abgeschwächt noch als Sigmatismus interdentalis oder aber als multiple Interdentalität. Die Ursachen hierfür werden meist als Störung des Schluckablaufs gesehen, die durch eine allgemeine Tonusstrecktendenz hervorgerufen ist (Arnold 1970). Hilton (1983) bezeichnet eine Interdentalität mit gleichzeitiger Mundöffnung als Sekundärsymptom, dessen Ursprung oft in anatomischen oder mechanischen Hindernissen des nasopharyngealen Luftwegs liegt. Da der Zungenstoß definiert ist als ein Symptom während der Atempause, beim Schlucken und/oder Sprechen, muß der Therapieansatz entsprechend breit angelegt werden. Diagnostische und therapeutische Hilfen bietet u.a. die Myofunktionelle Therapie (Garliner 1982), die im deutschsprachigen Raum langsam Fuß faßt und eine Lücke schließt.

Bei Vorschulkindern informiert die „Differenzierungsprobe“ (Breuer u. Weuffen 1977) über die auditiven, kinästhetischen, rhythmischen, visuellen und melodischen Fähigkeiten des Kindes; ihre Ergebnisse scheinen den zukünftigen Schulerfolg prognostizieren zu können (Buckmann u. Kaldekewitz 1980).

Fakultativ deckt die Psychodiagnostik emotionale und kognitive kindliche Störungen auf und führt Eltern und Erzieher bei Bedarf einer Einzeltherapie oder einer familientherapeutischen Maßnahme zu. In einigen Fällen vermag auch die Neuropädiatrie sehr hilfreich für die logopädische Diagnostik und das therapeutische Vorgehen sein.

2. Terminologische Fragen

Im deutschsprachigen Raum werden die Bezeichnungen Dyslalie und Stammeln einerseits, Artikulationsstörung und Sprechstörung andererseits als Synonyme verwendet. Wir verwenden die Begriffe ebenfalls synonym. Die zweite Gruppe unterscheidet sich von der ersten insofern, als sie globaler und umfassender definiert wird und Bereiche wie Dysarthrie und Dysglossie mit einschließt. Im angloamerikanischen Raum wird meist unterschieden in funktionelle und organische Artikulationsstörung (Dickson 1974) oder auch in Artikulations- und Aussprachestörung (Van Riper u. Irwin 1976). Danach liegt ein Aussprachefehler vor, wenn ein Laut nur in einem bestimmten Wort nicht korrekt ausgesprochen wird. Kann er generell nicht korrekt gebildet werden, handelt es sich um einen Artikulationsfehler.

Eine Dyslalie kann sich in drei Grundformen zeigen: (1) der betroffene Laut wird ausgelassen (Elision, Omission, Mogilalie), (2) ersetzt (Paralalie) oder (3) verzerrt wiedergegeben (Distorsion). Innerhalb der Dyslalien bieten sich folgende Einteilungen an:

(a) Qualität
Als stärkster Ausprägungsgrad für eine Dyslalie gilt die *universelle* Dyslalie, das Sprechen ist unverständlich. Bei einer *multiplen* Dyslalie ist es gerade noch verständlich. Betroffen sind mehr als vier Laute, die fehlen oder falsch gebildet sind. Bis zu vier Lauten sind bei der *partiellen* Dyslalie fehlend oder falsch gebildet, das Sprechen ist verständlich (Franke 1984). Statt dieser drei Kategorien schlägt Ingram (1976) vor, eine Einteilung in fünf Stadien vorzunehmen, die den Schweregrad genauer bestimmen kann.

(b) Konstanz der Fehlbildungen
Die Dyslalie wird als inkonstant bezeichnet, wenn ein Laut manchmal richtig und manchmal falsch gebildet wird, als konstant, wenn der Laut immer falsch gebildet wird. Eine inkonsequente Dyslalie liegt vor, wenn ein Laut durch mindestens zwei unterschiedliche Phoneme oder Distorsionen ersetzt wird. Dies kann ein Hinweis auf eine phonologische oder apraktische Störung sein.

(c) Ursache
Folgende Adjektive bezeichnen Dyslalie-Ursachen: audiogen, motorisch, funktionell, konditioniert, mechanisch, sensorisch, zentral (Franke 1984).

(d) Jeweilig betroffene Laute
Wird das **s** falsch gebildet, spricht man von einem Sigmatismus, beim **l** von einem Lambdazismus. Die Bezeichnungen lehnen sich an die Namen der griechischen Buchstaben an. Doch können mit diesen Bezeichnungen nur 11 Fehlerarten ausgedrückt werden (Franke 1984), da das griechische Alphabet mit dem deutschen nicht identisch ist.

Um die Dyslalien besser differenzieren zu können, schlagen wir folgende Einteilung vor:

(1) Verzögerte Sprechentwicklung, Entwicklungsstammeln
Hierbei handelt es sich um ein Symptom innerhalb einer meist allgemeinen kindlichen Reifungsverzögerung. Das Kind ersetzt schwierige, d.h. in der Sprechentwicklung später auftretende Laute durch einfache, d.h. früher auftretende. Es reduziert, vereinfacht Konsonantenverbindungen.

(2) Artikulationsstörung, Sprechstörung
Im Gegensatz zur ersten Gruppe spielt die physiologische Sprechentwicklung hier keine wichtige Rolle. Unabhängig vom Schwierigkeitsgrad werden die Laute verstammelt, meist durch andere Phoneme ersetzt. Ursachen sind organisch-funktionell oder oft psychisch (z.B. sensorisch-auditive, motorische Störungen, ungenügender, zu hoher oder wechselnder Tonus der Mund- und Zungenmuskulatur, Koordinations- und Konzentrationsstörungen usw.).

(3) Distorsionen
Unter diese Kategorie fallen bestimmte Sigmatismusformen sowie alle Laute, die in einer bestimmten Weise verzerrt oder dem Standardlaut nur angenähert sind und ihn noch nicht voll repräsentieren. Diese Art Störung verliert sich meist nicht und bleibt, wenn unbehandelt, oft bis ins Erwachsenenalter bestehen.

3. *Fehleranalyse*

Zur Untersuchung der Artikulationsstörung benötigen wir ein Fehlererkennungssystem, das uns helfen soll, den Störungsmechanismus und die Ursachen zu erkennen, und uns Hinweise auf eine Therapie gibt. Das erfordert einerseits eine analytische Betrachtungsweise, die sich mit den einzelnen Fehllauten und Ersatzlauten beschäftigt, andererseits aber auch eine übergreifende Sichtweise, die uns bekannt macht mit den hinter der Störung liegenden Regeln und Regelhaftigkeiten. Wichtige Informationen gewinnen wir auch aus der „psychologischen Analyse", bei der wir das Kind als Persönlichkeit in seinem Umfeld sehen und verstehen lernen. Kein einzelner Test kann diesen Anforderungen gerecht werden. Daher beschreiben wir kurz einige Ansätze, die verschiedene Aspekte beleuchten.

(a) Die phonetische Analyse ist Aufgabe des Lautprüftests (Tab. 1). Sie dient als Grundgerüst der Fehleranalyse. Inhalt ist das kindliche Phoneminventar, das eingeteilt wird in vorhandene Laute und solche, die ausgelassen (Elision, Omission), ersetzt (Substitution) oder verzerrt werden (Distorsion).

Als weiterer Schwerpunkt gilt die Analyse der Stellung des betroffenen Lauts in verschiedenen Kontexten. Wir beachten initiale, mediale, finale Positionen im Wort, in denen die Laute unterschiedlich schwierig zu sprechen und damit unterschiedlich fehleranfällig sind (Weiner 1981b). Abb. 1 und 2 zeigen zur schnellen Notierung der Lautbildungsfehler ein Graphemogramm und ein Phonemogramm. Die phonetische Analyse findet ihre Entsprechung in den Therapieansätzen nach Scripture u. Jackson (S. 29), McGinnis, McDonald (S. 31, 32f), Wulff (S. 33).

Tabelle 1. Lautprüftests

Titel	Autoren (Quellen)
Lautunterscheidungstests	
Lautagnosieprüfung	Schäfer (Beltz Verlag Weinheim)
Lautunterscheidungstest	Fried (Beltz Verlag Weinheim)
Pyrmonter Analyse Phonologischer Prozesse (PAPP)	Babbe (Steiner Verlag Leverkusen)
Werscherberger Übungsbilder zur Lautdifferenzierung (Therapie = mat.)	Gey (Prull-Druck Oldenburg)
Nachsprechtest zur Lautüberprüfung	
Lauttreppe	Möhring (Päd. Inst. Univ. Hamburg)
Bilder als Sprachanreiz zur Lautüberprüfung	
Lautprüfscheibe	Aschenbrenner (Jugend & Volk Wien)
Artikulationstest	Palmy-Sulser (Schubi Gottmadingen)
Werscherberger Lautprüfmappe	Gey (Prull-Druck Oldenburg)
Lautprüfung	Frank u. Grziwoz (Sprachheilzentrum Ravensburg)
Logo Ausspracheprüfung	Wagner (Logo Verlag für Sprachtherapie Wildeshausen)
Stammler-Prüfbogen	Metzker (H. Metzker Marburg)
Prüfmittel für Lautbildung und Phonemgehör	Stroyke u. Orthmann (Neckar Verlag Villingen)
Lautbildungshilfen	Brunner, Dupois, Heese, Nufer, (Schroedel/Crüwell Hannover)
Bergedorfer Bilderbögen	Müller (Persen Hamburg)

(b) Die Fehleranalyse im Bereich distinktiver Merkmale stammt nicht aus dem klassischen Bereich der strukturalistischen, sondern der generativen Phonologie (s. S. 20f). Sie beruht auf der Annahme Jakobsons, daß das Kind beim Sprecherwerb die Laute nicht einzeln als solche erwerbe, sondern die Entwicklung sei abhängig von der Wahrnehmung distinktiver, d. h. unterscheidender Merkmale innerhalb des phonologischen Systems. Diese Fehleranalyse gibt uns wichtige Hinweise auf das System, das der Sprechstörung innewohnt und damit auch auf die Therapie. Dabei lösen wir die betroffenen Laute und deren Substitution in ihre Merkmale auf (Abb. 3) und suchen nach Gemeinsamkeiten und Gesetzmäßigkeiten.

Wenn z.B. ein Kind das **s** durch ein **f** ersetzt, bedeutet das, daß es die Merkmale Reibung und Stimmlosigkeit beherrscht, jedoch die Artikulationszone verlagert hat. Wenn es hingegen das **s** durch **g** ersetzt, konnte es die Merk-

	b	p	d	t	g	k		
	m	n	ch[1]	w	ng	ch[2]	f	j
l	bl	pl			gl	kl	fl	pfl
r	br	pr	dr	tr	gr	kr	fr	
k		nk		kw		kn		
s	z		-st	zw		x	str	
sch		sp	spr	schw	schl	str	schn	

Abb.1. Graphemogramm für die Artikulations-Screening-Untersuchung.

	b	p	d	t	g	k		
	m	n	ç	v	ŋ	x	f	j
l	bl	pl			gl	kl	fl	pfl
r R	br bR	pr pR	dr dR	tr tR	gr gR	kr kR	fr fR	
K		ŋk		kw		kn		
Z S	ts		st	tsv		ks		ʃtr
ʃ		ʃp	ʃpr	ʃv	ʃl	ʃtr		ʃn

Abb. 2. Phonemogramm für die Artikulations-Screening-Untersuchung.

male Reibung, Stimmlosigkeit und Artikulationsort nicht erkennen und realisieren. Diese Art Fehleranalyse ist Grundlage für den Therapieansatz nach Ingram (S. 32). (Ingram 1976, Weiner 1981a, Telage 1980, Blanche et al. 1981, Van Riper 1978, Singh et al. 1981, Menyuk 1968, Winitz 1969).

(c) Die kinetische Analyse des Lautbestands und der Lautbildungsfehler zeigt, auf welche Weise und in welchem Umfang die Bewegungsfähigkeit im Artikulationsbereich eingeschränkt ist. So ist z.B. denkbar, daß Tonusstörungen im Bereich der Zungenmuskulatur und falsches Schlucken mit Zungenstoß die Ursache für einen interdentalen Sigmatismus sein kann und Frikative zu labialen und labiodentalen Stoplauten werden läßt. Die kinetische Analyse findet ihre Entsprechung in den Therapieansätzen nach Stinchfield-Hawk (S. 29f), McDonald (S. 31), McGinnis (S. 32f).

(d) Die Lautdiskriminationsanalyse soll zeigen, ob das Kind fähig ist, Phoneme, d.h. bedeutungstragende Einzellaute, voneinander zu unterscheiden. Erst wenn es z.B. **t** und **k** als Laut und im Wort (tragen – Kragen) auditiv diskriminieren kann, wird es lernen können, statt Tind Kind zu sagen. Entsprechende Tests sind in Tab. 1 aufgeführt. Die Lautdiskrimination wird in der Van Riperschen Therapiemethode (S. 30) stark berücksichtigt.

(e) Die psychologische Analyse der Artikulationsstörung nimmt zwischen hier aufgeführten Analysen eine Sonderstellung ein. Es stehen uns dabei weder „harte Daten“ noch Tests zur Verfügung, wir sind auf unsere Intuition und die praktische Erfahrung angewiesen. Daher wird die psychologische Analyse oft nicht genügend berücksichtigt. Nur recht selten finden sich Fragestellungen in der Literatur, die sich mit den Zusammenhängen zwischen dem Symptom, seiner Erscheinung und seinem Ausprägungsgrad einerseits und der Persönlichkeit und den Umweltbedingungen andererseits beschäftigen. Eine Ausnahme bildet Dreher (1983).

Ist es z.B. nur Zufall, daß der verbal fast überströmende 5jährige Peter die meisten Liquide durch Stoplaute ersetzt, oder daß Christians Lispeln nach der Geburt der kleinen Schwester so stark geworden ist? So können wir auch vermuten, daß die viel älter aussehende kleine Marga sich durch ihr kleinkindartiges Sprechen vor Überforderung schützt.

Daß eine psychologische Analyse bei schwer stammelnden Vorschulkindern nützlich ist, fanden wir (Franke u. Futterknecht 1981) im Laufe vieler Jahre heraus. Diese Kinder, die keine Sprachentwicklungsverzögerung aufwiesen, befanden sich in einer besonders starken Bindung zur Mutter, die, so könnte man vermuten, die Sprechentwicklung hemmt. Problemstellungen dieser Art erfordern Elternberatung und in der Kindertherapie ein langsames, spielerisches Hintasten an die Sprechkorrektur. Wir haben gute Erfahrungen damit gemacht, diesen Kindern erst einmal ausführlich Gelegenheit zum Spielen zu geben, damit sie mehr Autonomie gewinnen und ihre Konflikte im Spiel verarbeiten konnten. Ein Vorgehen in dieser Richtung empfehlen auch Backus u. Beasley (s. S. 30f) und Jernberg (1987).

4. Das Kind als Person

Das ist eine der wichtigsten Variablen, sowohl in der Erstuntersuchung und Beratung als auch im gesamten therapeutischen Prozeß. Es muß stets davon ausgegangen werden, daß Kind und Therapeut wechselseitigen Beeinflussungen unterliegen. Sie werden als Therapeut jeweils anders agieren und reagieren, je nachdem, ob Sie ein ernstes zurückhaltendes Kind vor sich haben oder eines, das immer zu Blödsinn aufgelegt ist. Die kindliche Persönlichkeit, Schwere und Art der Auffälligkeit, Alter, Wahrnehmungsfähigkeit, Konzentration und Ausdauer sind Faktoren, die die Rahmenbedingungen beeinflussen. Als Rahmenbedingungen sind zu nennen:

- Zeitpunkt der Therapie
- Therapiemethode
- Dauer der Gesamttherapie
- Einzel- oder Gruppentherapie
- Therapiematerial
- Allgemeine Therapieziele, spezielle Stundenziele
- Einbezug weiterer Maßnahmen (Familientherapie, Ergotherapie, Sportverein usw.)

Eine entscheidende Rolle bei der Sprech- (und Sprach-) entwicklung spielt der Faktor Reifung. Daher ist bei Diagnostik, Beratung und Therapie immer ein Augenmerk darauf zu richten, daß das Kind genügend Möglichkeiten erhält, zu „wachsen" und groß zu werden. Das geschieht zum großen Teil durch die Bewältigung von Schwierigkeiten (Franke 1984a). Diesen Prozeß kann eine Therapie initiieren und durchführen, wie das von Klein-Vogelbach (1978) für Erwachsene beschrieben wird:

> Ein Patient, der therapeutische Übungen machen muß, erlebt die Situation, daß er eine Fähigkeit erwerben sollte, zu der er kein Talent besitzt. D.h. auch ein idealer, kooperativer, bestens motivierter Patient wird trotz Fleiß und Ausdauer mit seinen therapeutischen Übungen höchstens einen „guten Durchschnitt" erreichen können. Durch die Therapie muß er die schmerzhafte Erfahrung hinnehmen, die er vielleicht zum ersten Mal bewußt erlebt. Dinge, die einem schwerfallen, weil man dafür nicht begabt ist, und um die man sich bemüht, verdienen im Lichte der vergleichenden Kritik niemals besonderes Lob. Das, was einem leicht fällt, wozu man Talent besitzt, wird bewundert und erntet dann auch noch Lob, wenn kein besonderer Einsatz dafür geleistet worden ist.

B. Zur Indikation

Wir wollen die Frage, ob eine Artikulationstherapie angezeigt ist und welche Variablen für die Entscheidung wichtig sind, anhand von Beispielen sechs stammelnder Kinder erörtern. Diese Kinder sind weder körperlich noch geistig behindert. Wir stellen sie kurz vor und erläutern zusammengefaßt unsere Überlegungen dazu.

Sandra, 5;6. Ihre allgemeine und sprachliche Entwicklung verlief unauffällig. Wortschatz, Grammatik und Artikulation sind bis auf einen ausgeprägten Sigmatismus interdentalis mit Schluckstörung altersgemäß.

Wir empfehlen eine Dyslalietherapie mit myofunktioneller Vorbehandlung, da sie für Sandra vermutlich keine größere Belastung bedeutet und anzunehmen ist, daß das Mädchen bis zum Schulbeginn die regelrechte Artikulation erlernt haben wird. Eine Spontankorrektur erscheint uns unwahrscheinlich, da die phonetische Entwicklung bereits seit längerer Zeit abgeschlossen ist.

Jochen, 5;1, ist in Bezug auf Sprache und Sprechen ein Spätentwickler. So stammelt er noch einige Laute bzw. Lautverbindungen, die meisten allerdings inkonstant, wobei er einige davon unterschiedlich ersetzt (inkonsequente Form). Hört er genau hin, wenn er nachsprechen soll – was ihm aufgrund seiner Unruhe und Konzentrationsschwäche schwer fällt – so verringert sich die Zahl der Artikulationsfehler, er spricht verständlicher.

Wir empfehlen neben einer Therapie der Sprachentwicklungsverzögerung mit starker Berücksichtigung der Motorik und Wahrnehmung auch eine Artikulationstherapie. Sie sollte ihre Schwerpunkte in phonologischen, in mundmotorischen und in allgemein-auditiven Bereichen setzen. Außerdem empfehlen wir einen Versuch mit einer Ernährungsumstellung (z.B. Hafer 1984), um die motorische Unruhe und die mangelhafte Konzentration zu beeinflussen. Ohne eine therapeutische Intervention sehen wir die Gefahr, daß Jochen durch die stark kognitiven Anforderungen in der Schule Schwierigkeiten bekommen wird.

Peter zählt erst 3 Jahre. Er ist schon immer ein stiller Junge gewesen, der sich auch während des logopädischen Erstgesprächs wenig bewegt und kaum äußert. Zu Hause sei das ähnlich, berichtet die Mutter. Er wirkt dabei ruhig, zufrieden und freundlich. Wir schließen damit eine Sprech- und/oder Situationsangst aus. Wird er zum Sprechen bewegt, klingen seine Äußerungen recht unverständlich. Mundbewegungen sind kaum sichtbar. Peter scheint gut zu verstehen. Seine Mutter berichtet von gelegentlichen 3- bis 4- Wortsätzen.

Wir empfehlen ein paar Stunden Versuchstherapie, um zu sehen, ob sich unter starker therapeutischer Stimulation der Lautbestand vergrößert und die Verständlichkeit bessert. Beobachtungen beim Spielen werden Auskunft darüber geben, ob Peters Grob- und Feinmotorik sowie die Wahrnehmungsfunktionen altersgemäß sind. Bei Bedarf ergänzt ein Test den Befund. Danach wird entschieden, ob es ausreicht, den aufgeschlossenen Eltern Anleitungen zu geben, oder ob Peter therapeutische Hilfe erhält, und ob noch andere Fachbereiche (Ergotherapie, Krankengymnastik, Musiktherapie etc.) hinzugezogen werden.

Nicole, 5;3. Ihre Sprachentwicklung verlief altersgemäß. Auch heute läßt sich außer einem Sigmatismus addentalis nichts Auffälliges finden. Doch die Eltern sind besorgt und kommen zur Logopädin, weil Nicole seit ein paar Wochen „hängenbleibt", in ihrem Redefluß stockt und Sprechblocks zeigt. Diese scheinen so unangenehm für sie zu sein, daß sie die Unterhaltung abbricht, wegläuft und erst nach einiger Zeit wieder Kontakt zu ihrem Gesprächspartner aufnimmt.

Wir raten von einer Artikulationstherapie ab. Zum einen ist Nicoles Sigmatismus nicht sehr auffällig, und er stört weder sie noch ihre Eltern. Zum anderen müßte Nicole in einer Sigmatismustherapie sehr auf ihr Sprechen achten, da die Eigenkontrolle ein wichtiger Bestandteil der Therapie ist. Dabei bestünde die Gefahr, daß sie ihrer Redehemmung noch mehr Aufmerksamkeit schenkt und in verstärktem Maße ihr Sprechen als „nicht o.k." empfindet. Dies und manchmal nicht zu vermeidende Schwierigkeiten und Mißerfolge können die Verkrampfungen verstärken und damit die Stotterrate erhöhen. Wir empfehlen neben einer Elternberatung (unter Umständen mit einer nachfolgenden Familientherapie) eine spielerische Stottertherapie.

Thorsten ist erst 3;7 Jahre alt. Ein lebhaftes Kind, das von Außenstehenden schlecht verstanden wird. Leicht verzögert hatte die Sprachentwicklung eingesetzt. Inzwischen zeigt er ein reges Interesse an seiner Umwelt, greift rasch neue Begriffe auf, die er verstammelt und in der Regel nur für die Eltern verstehbar wiedergibt.

Wir empfehlen Elternberatung, in der wir erklären und zeigen, wie die kindliche Sprache und die Artikulation gefördert werden können. Kleine, regelmäßig von den Eltern angefertigte Sprachprotokolle werden Aufschluß über den Fortgang der phonetisch-phonologischen und grammatischen Entwicklung geben. Bei auftretenden Unregelmäßigkeiten können sich die Eltern zu einer zusätzlichen Beratungsstunde anmelden, in der das weitere Vorgehen gemeinsam besprochen und entschieden wird, ob Beratungen ausreichen oder ob zusätzlich therapeutische Interventionen für das Kind nötig sind. Thorstens Vorgeschichte und sein derzeitiges Verhalten lassen vermuten, daß seine Sprach- und Sprechentwicklung zwar verzögert, aber regelrecht verlaufen wird.

Max ist fast 6 Jahre alt. Schon von klein auf hatte er mit der Sprache und dem Sprechen Schwierigkeiten. Er befand sich, mit Unterbrechungen, schon fast drei Jahre in logopädischer Behandlung. Inzwischen liegen seine sprachlichen Leistungen, gemessen mit dem Heidelberger Sprachentwicklungstest H-S-E-T (Grimm u. Schöler 1978) nur noch knapp unter dem durchschnittlichen Niveau. Sein Sprechen klingt zwar noch etwas undeutlich und verwaschen, aber trotz Schetismus und Chitismus und mancher fehlender Endlaute wird Max von seinen Zuhörern verstanden. Er ist auch fähig, die beiden betroffenen Laute ch und sch auditiv voneinander und von anderen zu unterscheiden.

Wir empfehlen keine Artikulationstherapie, da wir davon ausgehen, daß sich die beiden Stammelfehler für Max nicht negativ auswirken und ihn vermutlich auch in der Schule nicht beeinträchtigen. Wir vermuten und spüren auch eine gewisse Therapiemüdigkeit und nehmen an, daß die beiden Fehllaute im Laufe der nächsten Jahre verschwinden oder sich zumindest verbessern werden.

C. Theoretische Ansätze zur Therapie

Die verschiedenen Ursachen der Artikulationsstörungen, die verschiedenen Kinder und Therapeuten, die verschiedenen Schweregrade und Erscheinungsformen der Störung erfordern notwendigerweise unterschiedliche Therapieansätze. Nachfolgend sollen hier einige angloamerikanische (Dickson 1974) und einige deutsche Ansätze kurz beschrieben werden. Zuvor jedoch führt die Logopädin Susanne Mayer in die phonologischen Theorien ein, da diese in unserem deutschsprachigen Bereich noch nicht ausreichend bekannt sind.

*Phonologische Störungen**

Die Verbreitung des Konzepts, daß es neben den (motorischen) Artikulationsstörungen auch die (linguistischen) phonologischen Störungen gibt, begann in den USA Mitte der 70er Jahre. Nach diesem Konzept hat das Sprechenlernen zwei Aspekte:

1. einen artikulatorischen Aspekt (motorisch),
2. einen kognitiven Aspekt (phonologische Regeln).

J. Masterson beschrieb 1993 als die häufigsten Fehlerquellen bei inkorrekter Aussprache einerseits die Motorik, wobei das Kind den Ziellaut nicht oder nicht automatisch genug produzieren kann, andererseits konzeptuelle Schwierigkeiten, d. h. obwohl der Ziellaut prinzipiell artikuliert werden kann, werden notwendige Kontraste nicht erkannt und gebildet. Ein Kind muß also beim Sprechenlernen sowohl die phonologischen Regeln einer Sprache lernen als auch die motorischen Fähigkeiten entwickeln, diese Regeln anzuwenden. Für diesen Lernprozeß ist die intakte Wahrnehmung eine wichtige Voraussetzung.

Während der Begriff „Artikulationsstörung“ impliziert, daß das Kind Schwierigkeiten mit den motorischen Aspekten der Sprachproduktion hat und deshalb nicht in der Lage ist, bestimmte Laute (u. U. lediglich in einer bestimmten Position in Wörtern, z. B. am Anfang) zu produzieren, bezeichnet der Begriff „phonologische Störung“ eine Störung der Produktion von Sprachlauten unter linguistisch-kognitiven Gesichtspunkten.

Als Konsequenz der Idee, daß eine phonologische Störung ein primär linguistisches Problem ist, wurde in den USA versucht, die Behandlungsmethoden entsprechend umzustellen. Dazu ein Zitat aus Elbert u. Gierut

---

* Dieser Beitrag wurde von *Susanne Mayer* verfaßt.

(1986): „Wenn wir die Idee akzeptieren, daß das phonologisch gestörte Kind, so wie das normale Kind, ein aktiver, kreativer Teilnehmer am Lernprozeß ist, dann ist es wichtig, daß wir als Behandler diesen Lernprozeß unterstützen, indem wir die klinische Umgebung und (die) klinischen Programme modifizieren. Wir müssen die kognitiven Fähigkeiten und das Wissen, das das Kind in die klinische (therapeutische) Situation einbringt, benutzen und das Kind darin unterstützen, den (Sprach-)Erwerbsprozeß fortzusetzen."

Die Entwicklung der Phonologie

Das Erlernen der phonologischen Regeln ist ein langwieriger Prozeß, in dem sich das Kind allmählich der korrekten Aussprache seiner Muttersprache annähert. Dabei spielt die Wahrnehmung eine wichtige Rolle. Forschungsergebnisse in den USA haben gezeigt, daß amerikanische Kinder schon im Alter von einem Monat die beiden Phoneme /p/ und /b/ unterscheiden können, während andere Unterschiede – z. B. zwischen stimmhaftem und stimmlosem „s", der im Englischen, im Gegensatz zum Deutschen, bedeutungstragend ist („seal" hat eine andere Bedeutung als „zeal") – erst später im Laufe des ersten Lebensjahres erkannt werden. Die Fähigkeit, Sprachlaute voneinander zu unterscheiden, entwickelt sich in den folgenden Jahren bis zum Schuleintritt immer weiter (Creaghead et al. 1989, S. 61ff.). Dadurch wird deutlich, warum sich die bei Kindern in diesem Alter häufige Schalleitungsschwerhörigkeit so verhängnisvoll auf das Erkennenlernen phonematischer Unterschiede auswirken kann.

Phonologische Prozesse

Besonders wichtig im Konzept der phonologischen Störungen ist der Begriff „phonologischer Prozeß". Phonologische Prozesse sind systematische Veränderungen der Produktion von Sprachlauten, meist in Form von Vereinfachungen. Einige dieser Prozesse treten auch beim „normalen" Sprechen auf und beeinträchtigen die Verständlichkeit im allgemeinen nicht. So kann z. B. beim schnellen Sprechen ein Phonem an ein benachbartes Phonem assimiliert (= angeglichen) oder sogar ausgelassen werden (z. B. „Luf(t)ballon). Einige dieser Prozesse werden von vielen Benutzern einer Sprache angewendet, einige sind typisch für einen bestimmten Dialekt; im Karlsruher Raum werden z. B. häufig Konsonanten am Wortende ausgelassen, so daß aus der Form „gefahren" hier „gefahre" wird, und „zwei Flaschen" sind zumeist „zwei Flasche". Dialektformen dürfen nicht als Aussprachefehler, bzw. als „echte" phonologische Prozesse klassifiziert werden!

Phonologische Prozesse lassen sich bei jedem Kind während des Sprechenlernens feststellen. Sie zeigen oft deutlich, wie das Kind im Laufe seiner Entwicklung Regeln aufstellt und revidiert. Dabei sind die bei Kindern mit normaler Sprachentwicklung am häufigsten beobachteten phonologischen Prozesse offenbar auch bei sprachgestörten Kindern in der Überzahl. Das bedeutet, daß viele sprachgestörte Kinder ihre Sprachäußerungen anscheinend nur verzögert oder unzureichend korrigieren; manchmal wenden sie allerdings auch ungewöhnliche phonologische Prozesse an, die nicht Teil der normalen Entwicklung der Lautsprache sind. Wenn beispielsweise ein zweijähriges Kind eine Banane als „Nane" bezeichnet, ist der beobachtete phonologische Prozeß „Auslassung einer (unbetonten) Silbe" kein Anlaß zur Sorge (bei einem fünfjährigen Kind ist dieser Prozeß definitiv nicht altersentsprechend). Im Gegensatz dazu wird die Rückverlagerung zu Velaren (außer in Assimilationsprozessen) normalerweise in der Lautsprachentwicklung im Englischen überhaupt nicht beobachtet. Während im Amerikanischen zahlreiche Studien Normwerte für das Auftreten phonologischer Prozesse erforschten, sind deutsche Logopädinnen zur Zeit weitgehend auf ihre klinische Erfahrung angewiesen, da Normwerte für die deutsche Sprache bisher (zumindest meines Wissens) fehlen.

Diagnostik bei phonologischen Störungen

Die Analyse der Aussprache eines Kindes mit Hilfe des Konzepts der phonologischen Prozesse veränderte als erstes die Diagnostik. Bisher waren folgende Analysemethoden verwendet worden:

1. *Beschreibende Analyse* (Welche Laute verwendet das Kind nicht, bzw. inkorrekt?): Diese Analyse ist nützlich, um sich einen ersten Überblick zu verschaffen, oder wenn das Kind nur mit wenigen Sprachlauten Schwierigkeiten hat.
2. *Analyse der Irrtumsart* (Artikulationsort, Unterscheidung stimmhaft-stimmlos, Artikulationsart): Diese Analyse bietet eine erste Möglichkeit, Muster und Regelhaftigkeiten in den inkorrekten Produktionen des Kindes zu erkennen.

Bei der *Analyse phonologischer Prozesse* wird nicht nur untersucht, welche Laute mit welchen distinktiven Merkmalen ein Kind nicht oder nur inkorrekt verwendet, sondern auch analysiert, ob und wie die Silbenstruktur verändert wird, ob das Kind systematisch eine Lautklasse (z. B. Frikative) durch eine andere (z. B. Plosive) ersetzt, oder wie sich die Laute innerhalb eines Wortes gegenseitig beeinflussen (Assimilation). D. Hacker (1992) unterscheidet grundsätzlich drei Arten von Prozessen:

1. *Silbenstrukturprozesse* wie die *Auslassung unbetonter Silben* („Banane wird zu „Nane"), *Vereinfachung mehrsilbiger Wörter* („Schokolade" wird zu

„Lade"), *Reduplikation* („Ball" wird zu „Baba"), *Auslassung finaler Konsonanten* („Dach" wird zu „Da"), und *Reduktion von Konsonantenverbindungen* („Blume" wird zu „Bume").

2. *Harmonisierungsprozesse* wie die *Labialassimilation* („Gabel" wird zu „Babel"), *Velarassimilation* („Stock" wird zu „Gock"), oder *prävokalische Stimmgebung* („Tasche" wird zu „Dasche"). Dabei können sowohl Art als auch Ort der Artikulation angeglichen werden, z. B. „Telefon" wird zu „**Ted**efon" (Artikulationsart wird angeglichen) oder zu „**Telet**on" (Artikulationsort wird angeglichen).

3. *Substitutionsprozesse* wie *Alveolarisierung* („Gabel" wird zu „Dabel"), *Velarisierung* („Bett" wird zu „Beck"), *Labialisierung* („Hase" wird zu „Habe"), *Plosivierung* („Schiff" wird zu „Pip"), *Frikativierung* („Zange" wird zu „Sange"), und *Affrizierung* („Löffel" wird zu „Löpfel").

Die Aussprache von Kindern mit multipler Dyslalie kann oft durch wenige phonologische Prozesse beschrieben werden. So ist beispielsweise die Aussprache des vierjährigen Sven fast gänzlich unverständlich, obwohl er nur wenige unterschiedliche phonologische Prozesse anwendet. Jeder dieser Prozesse betrifft aber mehrere Sprachlaute, die mehrheitlich ohne Anstrengung stimulierbar sind. Einige Beispiele:

Plosivierung:

Tisch [dɪt]
Maus [naʊt]
Flasche [dadə]

Die Laute /f,s/ sind mühelos stimulierbar. Die Plosivierung ist jedoch so hartnäckig, daß Sven zunächst beispielsweise folgende Formen bildet:

essen [ɛsdən]
Auflauf [aʊflaʊft]

Seine Fehlbildungen hängen also offensichtlich nicht mit motorischen Schwierigkeiten zusammen, denn die von ihm (nur in diesem Zusammenhang!) gebildeten Konsonantenverbindungen sind artikulatorisch deutlich schwieriger als die korrekte Zielform!

Alveolarisierung:

Katze [datə]
Schnecke [dɛtə]

Während Sven zunächst gezieltes Üben infolge seines ausgeprägten Störungsbewußtseins und seiner geringen Frustrationstoleranz verweigert, gelingt ihm spielerisch ohne Mühe die Bildung des Lautes /k/.

Reduktion von Konsonantenverbindungen:

Flasche [dadə]
Schwein [baɪn]

Wie sich an seinen ersten Versuchen mit Frikativen feststellen läßt, ist Sven motorisch in der Lage, Konsonantenverbindungen zu bilden. Dennoch benutzt er spontan sie spontan fast nie.

Phonologisches Wissen und Generalisierung

Normalerweise sind Kinder, die sprechen lernen, imstande, von einigen wenigen Beispielen auf andere Wörter zu generalisieren. Sie sind offenbar ständig mit dem Aufstellen und Revidieren von Regeln beschäftigt. Gute Beispiele hierfür sind das Übergeneralisieren und die Regression. Wenn ein Kind in der Therapie einen neuen Laut erlernt hat, wendet es häufig vorübergehend den neuen Laut fälschlicherweise (zum Schrecken der Eltern) anstelle des bisherigen Ersatzlautes an; so wird nach Erlernen des Lautes „sch", das bisher durch ein „s" ersetzt worden war („Sif" statt „Schiff"), plötzlich aus der bisher korrekt ausgesprochenen „Suppe" eine „Schuppe". Außerdem wird ein neu erlernter Laut nicht sofort konsequent in alle Wörter übernommen, in denen er gebraucht werden sollte; selbst in den Wörtern, in denen der Laut geübt wurde, wird er häufig einige Zeit nicht konsequent angewendet werden. Jedes Kind braucht Zeit und häufig auch Fehlversuche in Form von Übergeneralisierungen, um sein Regelsystem umzustellen.

In den 80er Jahren wurde von mehreren amerikanischen Wissenschaftlern vorgeschlagen, daß der entscheidende Faktor für die Generalisierung eines neu erlernten Musters das relative phonologische Wissen sein könnte, über das dieses Kind verfügt. Das phonologische Wissen wird nach den Äußerungen des Kindes beurteilt. Wenn Kind A beispielsweise den Laut /k/ überhaupt nicht benutzt, hat es über diesen Laut ein geringeres phonologisches Wissen als Kind B, das diesen Laut bereits in einigen Wörtern verwendet. Wenn Kind B zwar „Rock" und „Sack" sagt, aber „tann" statt „kann" und „Tasse" statt „Kasse", so ist sein phonologisches Wissen im Vergleich zu einem Erwachsenen noch eingeschränkt. Die folgende These wurde aufgestellt und in mehreren Studien überprüft: Wenn die Behandlung in dem Bereich beginnt, in dem das Kind über das geringste phonologische Wissen verfügt, wird eine Generalisierung zu den „leichteren" Mustern hin stattfinden – so die Theorie. Wird hingegen mit der Behandlung eines „einfacheren" phonologischen Prozesses begonnen, so wird eine Generalisierung zu unbehandelten „schwierigeren" Prozessen nicht oder kaum stattfinden. Die Frage, ob und wie eine Verbesserung auch der Muster erreicht werden kann, die nicht direkt behandelt werden, ist besonders bei Kindern wichtig, deren Aussprache manchmal oder meist so unverständlich ist, daß sie zum Zusammenbruch der Kommunikation und entsprechender Frustration sowie möglichen Sekundärreaktionen wie Verhaltensauffälligkeiten führt.

Therapiemethoden und ihre Effektivität

Ein beliebtes Mittel in der Therapie phonologischer Störungen sind die sogenannten Minimalpaare, zwei Wörter, die sich idealerweise in nur einem Phonem unterscheiden und dadurch das Kind auf seine inkorrekte Produktion aufmerksam machen sollten. Beispiele hierfür sind die Wortpaare **T**asse-**K**asse, Hau**s**-Hau**t**, Kir**ch**e-Kir**sch**e, Boot-B**r**ot.

Idealerweise sollte ein Kind durch das Erkennen und die korrekte Umsetzung einer Regel in einigen wenigen Minimalpaaren bzw. Beispielswörtern seine bisherige inkorrekte Regel (z. B. Alveolarisierung, s. o.) durch diese neue korrekte Regel ersetzen und die neue Regel nach einiger Zeit auch in nicht geübten Wörtern anzuwenden, die bisher aufgrund dieses phonologischen Prozesses fehlgebildet worden waren. Das bedeutet für das Beispiel der Alveolarisierung von /k,g/ in den Fehlproduktionen „**T**atze“ und „**D**abel“, daß der Prozeß der Alveolarisierung nach dem Üben von /g/ auch für das unbehandelte /k/ aufgegeben werden sollte.

Saben u. Ingham untersuchten in einer 1991 veröffentlichten Studie diese Annahme durch die systematische Behandlung zweier Kinder. Zunächst stellten sie fest, daß einige Forscher einen phonologischen Prozeß nur dann diagnostizieren, wenn das Kind das von diesem Prozeß betroffene Phonem in einem anderen Kontext korrekt produziert. Wenn das Kind dagegen das betreffende Phonem überhaupt nicht produzieren kann, muß es zunächst mit „traditionellen“ motorischen Methoden (z. B. Nachahmung, Ableitung von einem ähnlichen Laut) angebahnt werden. Saben u. Ingham stellten fest, daß die von ihnen behandelten Kinder ohne diese *motorische* Anbahnung nicht imstande waren, ihre Produktion nur aufgrund des Kontrasts in den angebotenen Minimalpaaren erfolgreich zu verändern. Eine weitere Schwierigkeit ergab sich dadurch, daß zwar einige Minimalpaare für den zu behandelnden phonologischen Prozeß gefunden werden konnten; den Kindern war jedoch die Bedeutung einiger dieser Wörter nicht vertraut, so daß diese zunächst gelehrt und geübt werden mußte – ein Verfahren, das sicherlich nicht gerade zur Beschleunigung der Behandlung beitrug. Eine Generalisierung zu ungeübten Wörtern, die die geübten Phoneme enthielten, fand ebensowenig statt wie die erwartete Generalisierung zu anderen Phonemen, die von dem behandelten phonologischen Prozeß betroffen waren. Als eine mögliche Erklärung für den mangelnden Erfolg der linguistisch ausgeklügelten Behandlungsweise wurde genannt, daß die Kinder möglicherweise nicht wirklich eine neue Regel begriffen hatten, sondern stattdessen lediglich gelernt hatten, einen Ziellaut in bestimmten Wörtern (motorisch) zu produzieren, was dadurch besonders wahrscheinlich wird, daß den Kindern einige der vorgestellten Wörter zunächst unbekannt waren. Außerdem führte das benutzte Verfahren keinen Zusammenbruch der Kommunikation herbei, der von anderen Autoren für sehr wichtig gehalten wird. Liegen beispielsweise fünf Bilder einer Tasse und fünf Bilder einer Kasse auf dem Boden und die Therapeutin erklärt dem Kind, daß sie die Bilder aufräumen wird, die das Kind benennt, tritt bei einem Kind mit Alveolarisierung von /k/ ein Zusammenbruch der Kommunikation ein: Beim sechsten Mal „Tasse" ist nämlich keine Tasse mehr da, die aufgeräumt werden könnte, und das Kind wird dadurch deutlich mit dem Unterschied zwischen /t/ und /k/ konfrontiert. Dies führt aber erfahrungsgemäß auch nicht zwangsläufig zur gewünschten Änderung der Produktion: Beide Kinder in der vorliegenden Studie veränderten den Ersatzlaut in den Übungswörtern, um einen hörbaren Kontrast herzustellen, ohne aber den Ziellaut zu produzieren. Linguistisches Lernen und ein Verstehen für die Notwendigkeit einer Unterscheidung war also offensichtlich vorhanden, die Behandlung war aber dennoch wenig erfolgreich.

Andererseits wurde in einer Studie von Tyler et al. 1993 festgestellt, daß Kinder, die scheinbar homophone (gleichlautende) Wortpaare produzierten, teilweise offenbar sehr wohl ein Bewußtsein für die besonderen Eigenschaften des Ziellautes hatten, wie die Messung subphonemischer, mit dem bloßen Ohr nicht wahrnehmbarer Unterschiede ergab. Die Kinder, die subphonemische Charakteristiken des Ziellautes bereits in ihrem Ersatzlaut produzierten, hatten eine deutlich kürzere Behandlungsdauer als die Kinder, die vor der Behandlung keine solchen Charakteristiken benutzten und folglich keinerlei phonologisches Wissen über den Ziellaut hatten.

Rvachew fand 1994 heraus, daß die von ihr behandelten Kinder besonders dann vom rezeptiven Training eines Ziellautes vor der Lautanbahnung profitierten, wenn sie dabei möglichst häufig korrekte Produktionen des Ziellautes hörten, gleichgültig, ob der Ziellaut mit seinem Ersatzlaut kontrastiert wurde oder mit einem völlig unähnlichen Laut, den das Kind nie als Ersatzlaut benutzt hatte. Daraufhin schlug sie vor, zunächst möglichst viele prototypische Stimuli anzubieten, um dem Kind zu ermöglichen, eine korrekte interne Repräsentation des Ziellautes aufzubauen (eine eindeutig linguistische, im Gegensatz zu einer motorischen Methode); erst allmählich sollte das Kind dann mit nicht prototypischen Stimuli (wie beispielsweise einem lateral gebildeten „s") konfrontiert werden, um eine immer genauere Abgrenzung des Ziellautes gegen andere (insbesondere ähnliche) Laute zu ermöglichen.

Das zyklische phonologische Training

Das häufige Hören des Ziellautes ist auch ein wichtiger Teil des zyklischen phonologischen Trainings nach Hodson (M. Gordon-Brannan et al. 1992). Dabei werden dem (idealerweise aufmerksam zuhörenden) Kind sowohl in der Therapie als auch zuhause immer wieder Listen von Wörtern vorgelesen, die das Zielmuster bzw. den Ziellaut enthalten. Diese Methode heißt sehr anschaulich „auditive Bombardierung" und wird in den USA häufig mit Hilfe eines kleinen Sprachverstärkers angewendet, der über Kopfhörer die von der Therapeutin langsam und deutlich gesprochenen, aber nicht überartikulierten Wörter etwas verstärkt an das Kind weitergibt.

Beim zyklischen phonologischen Training wird wieder getreu der linguistischen Denkweise gearbeitet, daß das Kind sein Regelsystem ändern muß. Deshalb wird jeder zu korrigierende Prozeß nur über einen begrenzten Zeitraum behandelt, unabhängig davon, wie weit das Kind am Ende dieses Zeitraums den Prozeß aufgegeben hat; danach wird der nächste Prozeß in Angriff genommen, und wenn alle Prozesse an der Reihe waren, wird der gleiche Kreislauf erneut durchlaufen. Dabei stellt sich oft heraus, daß das Kind die nur unvollständig angebahnten neuen Regeln bis zum zweiten „Zyklus" weiterentwickelt hat – die angestrebte Generalisierung zu ungeübten Wörtern und auch zu eventuell nicht behandelten Phonemen, die von einem behandelten Prozeß betroffen sind, findet häufig in der „Behandlungspause" statt. M. Gordon-Brannan et al. (1992) beschrieben einige Prinzipien, die dem „cycles approach" zugrundeliegen: Da phonologisches Lernen ein gradueller Prozeß ist, wird ein Muster über mehrere Wochen geübt, wobei nach einigen Wochen jeweils ein neues Phonem eingeführt wird, das von diesem Prozeß betroffen ist; so kann beispielsweise der Prozeß der Plosivierung (Ersetzung durch einen Plosivlaut) unter anderem die Laute /s,f,w/ betreffen, die dann nacheinander behandelt würden. Es werden jeweils nur einige wenige Wörter (normalerweise zwischen drei und zehn) geübt, bei denen möglichst die phonetische Umgebung das Zielmuster fazilitieren sollte. Falls also beispielsweise eine Alveolarisierung vorliegt, sollten die Übungswörter anfangs möglichst keine Alveolarlaute enthalten, damit nicht durch Assimilation die Fehlerwahrscheinlichkeit ansteigt; ein Wort wie „**K**ak̲ao" wäre beispielsweise eher geeignet als „**K**et̲t̲e". Jeder Zyklus wird dabei nach der folgenden Reihenfolge gestaltet:

a) Muster, die sich früh entwickeln (sollten);
b) Kontraste zwischen „anterior" und „posterior" (z. B. /k/ – /t/);
c) Konsonantenverbindungen mit /s/ (diese sind im Englischen häufig bedeutungstragend, z. B. Plural, und erleichtern die spätere Anbahnung von /s/ außerhalb von Verbindungen);
d) Liquide (/l/ und /r/).

Die „auditive Bombardierung“ wird damit begründet, daß gerade Kinder mit schweren phonologischen Störungen häufig schlechte Zuhörer sind und sich anfangs nicht von ihren fehlerhaften kinästhetischen Mustern der Ziellaute lösen können, um die neuen Muster zu entwickeln, die ihnen eine effektive auditive Selbstkontrolle und -korrektur ermöglichen würden. Der Verstärker wird teilweise auch eingesetzt, um die Kinder ihre eigene Produktion der Zielwörter mithören zu lassen.

Unterschiedliche Therapieansätze

Besonders spannend dargestellt ist die derzeit in den USA zum Thema Aussprachestörungen stattfindende Debatte in einem Band der Reihe „Seminars in Speech and Language“, in dem Herausgeber R. Shelton verschiedenen bekannten „Speech Language Pathologists“ (Logopäden) Videos und Behandlungsprotokolle des Jungen Matthew vorlegte, der eine Sprachentwicklungsverzögerung mit erheblicher Beeinträchtigung der Verständlichkeit seiner Aussprache und möglicherweise eine Sprechapraxie aufwies. Jeder Autor in diesem Band stellt nicht nur „seine“ Analyse des Falles dar, sondern beschreibt den seiner Meinung nach sinnvollsten Therapieansatz. Die Vorschläge reichen dabei von motorisch orientiertem systematischem Üben (Ruscello 1993) über einen vorsichtig formulierten phonologisch orientierten Therapieansatz (Elbert 1993) und einen biologisch-behavioristischen Ansatz (Hodge 1993) bis zu einem radikalen „Whole Language“ Ansatz (Hoffman 1993), der jegliche Fragmentierung der Kommunikationsbehandlung (z. B. in rezeptive und expressive Sprache, Wortschatz, Grammatik, Lautbildung, Generalisierung der gelernten Laute in die Spontansprache) ablehnt. Am Ende des Bandes kommt Shelton (1993) nach der Lektüre der Vorschläge seiner Kollegen u. a. zu folgenden Ergebnissen: Unnötige Abstraktionen und Theoriebildungen, die keine konkreten Auswirkungen auf die effektive Behandlung von Aussprachestörungen haben, sollten vermieden werden. Er schlägt vor, phonologische Prozesse eher als Muster zu betrachten, anstatt sie als Regeln zu bezeichnen und darüber zu spekulieren, was dabei genau im Denken des Kindes abläuft. Im Spekulieren über Faktoren wie die unterliegende Repräsentation einer Sprachäußerung sieht er die Gefahr einer Abstraktion, anstatt Störungen direkt anhand konkreter und meßbarer Verhaltensweisen („language behavior“) zu identifizieren. Im Falle Matthews kommt er zu dem Ergebnis, daß nicht zweifelsfrei geklärt werden konnte, ob die beobachteten inkonstanten und inkonsequenten Aussprachefehler eher phonologischer (systematischer) oder artikulatorischer (motorischer) Natur waren. Er schlägt vor, daß beide Störungsformen bei vielen Patienten möglicherweise miteinander interagieren und gleichzeitig Teil einer allgemeinen Kommunikationsstörung sein können.

Deshalb ist es sehr wichtig, in jeder Behandlung flexibel zu sein und je nach Bedarf eher linguistisch orientierte und/oder primär motorische Methoden einzusetzen, anstatt sich auf eine Vorgehensweise festzulegen. Die linguistisch orientierte Therapie mit Minimalpaaren ist keineswegs ein Allheilmittel, das allen Kindern gerecht wird.

1. Der phonetische Ansatz nach Scripture und Jackson

Hier werden detailliert Verfahrensweisen beschrieben, durch die das Kind lernen soll, die gewünschte Artikulationsstellung zu finden, Atmung und Stimmgebung entsprechend einzusetzen, die Mund- und Zungenmuskulatur anzuspannen und zu entspannen und allgemeine und spezielle motorische Fertigkeiten durch Mund- und Zungengymnastik zu erwerben. Hilfsmittel hierbei sind z.B. Spiegel, Spachtel, Zeichnungen, Abbildungen u.ä., die dem Kind möglichst genaue Informationen über die Lautbildung geben. Zehn Sprechgebote sollen daran erinnern, sorgfältig, langsam, vertrauensvoll und kritisch die erforderlichen Laute zu bilden.

Bemerkung: Dieser Ansatz ist stark durchstrukturiert und läßt dem Therapeuten wenig Spielraum für eigene Ideen und Veränderungen. Auditive Wahrnehmungsprobleme bleiben unberücksichtigt, die motorischen und kinästhetischen jedoch werden stark betont. Da spielerische Elemente fehlen, ist dieser Ansatz am ehesten für Schulkinder und Erwachsene geeignet.

2. Der motokinästhetische Ansatz nach Stinchfield-Hawk und Young

Dieser Ansatz legt besonderes Gewicht auf die Entwicklung der korrekten artikulatorischen Bewegungsmuster, die durch Stimulation und Manipulation durch den Therapeuten angebahnt und gefestigt werden. Während der stimulierenden Manipulation spricht der Therapeut den Laut und stellt sein Mundbild als visuelle Hilfe zu Verfügung. Die Autoren betonen die Wichtigkeit psychologisch-therapeutischer Fähigkeiten und Kenntnisse, da der Patient ganz genau informiert sein muß über den Verlauf und die Vorgänge der Therapie.

Bemerkung: Dieser Ansatz beruht auf der Annahme, daß korrekte kinästhetische und taktile Empfindungsmuster durch Manipulation geformt und dadurch entsprechende Artikulationsmuster angebahnt werden können. Wenn das Kind sie kennengelernt hat, wird es sie in die bereits vorhandenen Sprechbewegungsmuster einfügen. Es finden sich jedoch keine Hinweise, wie das Kind aus dieser passiven Situation herausgeführt werden kann. Der Therapeut muß die genauen und korrekten Lautbewegungsmuster kennen und Erfahrung mit dieser Technik haben. Die Methode hat sich für Kinder und Erwachsene mit neurologischen Schädigungen, insbesondere Zerebralparesen, sehr bewährt. Für entwicklungsbedingte Artikulationsstörungen scheint sie wenig geeignet zu sein. Vorstellbar ist auch, daß die Manipulation für manche Patienten unangenehm ist.

3. Hörtraining und progressive Lautannäherung nach Van Riper

Die Grundlage der Therapie liegt für Van Riper in der Erkenntnis des Patienten, daß seine Artikulation gestört und Mithilfe zur Behebung dieser Störung notwendig ist. Danach sollte jeglicher Verursachungsfaktor ausgeschlossen oder so weit wie möglich reduziert werden. Hierauf folgt die eigentliche Lautkorrektur. Sie besteht aus folgenden Stufen:

- Identifikation des falschen und des korrekten Lautes:
- Abfühlen und Vergleichen des eigenen falschen Lautes mit dem Standardlaut;
- Lautproduktion wird so lange verändert (angenähert), bis der Standardlaut gebildet ist;
- Stabilisierung und Gewöhnung an die neue Art des Sprechens.

Der Laut wird anfangs isoliert geübt, damit sich der Patient besser auf seine kinästhetischen und akustischen Merkmale konzentrieren kann. Danach folgt die Silben-, Wort- und Satzebene. Auf jeder dieser Ebenen erfolgen Übungen, die von der Identifikation des falschen Lautes (Hörübungen) bis zur korrekten Anwendung des Lautes reichen. Van Riper empfiehlt, denjenigen Laut zuerst anzugehen, der die meisten Schlüsselwörter aufweist (Wörter, in denen der Laut bereits korrekt gebildet werden kann und am leichtesten zu sprechen ist).

Bemerkung: Dieser Ansatz bezieht visuelle und auditive Stimuli sowie entsprechende Übungen auf jeder Stufe der Lautproduktion mit ein. Der Therapeut kann die Verfahren für den Patienten abändern. In der Praxis erweist es sich manchmal, daß nicht alle Stufen auf allen Ebenen so gründlich bearbeitet werden müssen.

4. Die Gruppentherapie nach Backus und Beasley

Sie sieht vor, Kinder mit verschiedenen Artikulationsproblemen, auch z.B. Näseln, gemeinsam in der Gruppe zu therapieren. Man will damit psychotherapeutisch wirken, Phänomene wie Sprechangst verhindern und die Effektivität der Therapie steigern. Ein wichtiges Prinzip dieses Ansatzes besteht darin, daß in der Runde gemeinsam gelernt wird und die zwischenmenschliche Beziehung der Anreiz dafür ist. Dieses Setting birgt eine Menge kommunikativer Stituationen, die als Anlaß für die Lautkorrekturen dienen. Falls isolierte Laute geübt werden müssen, so meinen die Autoren, sollten sie so schnell wie möglich in gebundenes, d.h. auch kommunikatives Sprechen übertragen werden. Eine weitere psychotherapeutisch ausgerichtete Form der Artikulationstherapie, allerdings für Einzeltherapie, wird von Vertretern des Theraplay-Ansatzes (Jernberg 1987) vorgeschlagen (Kuppermann et al. 1980).

Bemerkung: Dieser Ansatz enthält keinen Wahrnehmungsübungsbereich. Modell für die richtigen auditiven und kinästhetischen Muster sind der Therapeut und die anderen Gruppenmitglieder. Ermutigung und Herbeiführen von Erfolgserlebnissen sind wichtige Komponenten. Diese Therapieform gilt als Beispiel für eine Artikulationstherapie auf der Basis der Gruppendynamik und Psychotherapie.

5. Der sensomotorische Ansatz nach McDonald

Dieser Ansatz enthält Anteile aus der Phonologie, der akustischen und experimentellen Phonetik und der Linguistik, da der Autor die Ursachen der Artikulationsstörung sehr unterschiedlichen Bereichen zuordnet. Um die Anzahl der Schlüsselwörter zu vergrößern, wird der phonetische Kontext stark beachtet und analysiert. Die zu übenden Begriffe sollten allerdings aus dem Umfeld des Patienten stammen und auf seine Bedürfnisse eingehen. Therapeut und Patient sind gleichermaßen für den Fortschritt in der Therapie verantwortlich, was bedeutet, daß der Patient lernen muß, sich zu korrigieren. Man beginnt die Übungen auf der Silbenebene und geht weiter zu Wort und Satz. Die Betonung dieses Ansatzes liegt auf den korrekten Artikulationsmustern. Von sekundärer Bedeutung sind auditive Diskrimination und Hörmerkspanne. Der Patient soll vor allem kinästhetische und taktile Eindrücke beim Vorgang der Artikulation beschreiben, um kleinste Unterschiede in den Lautmerkmalen zu finden. Durch ständige Imitation der phonetischen Stimuli und der kinästhetischen und taktilen Empfindungen sollen die Bewegungsmuster eingeschliffen werden. Visuelle Diskrimination wird nicht geübt.

Bemerkung: Dieser an sich breite Ansatz geht nicht auf das Kommunikationsverhalten ein. Motivationsprobleme könnten auftreten, da sehr viel Imitation gefordert wird. Der Umgang mit Schwierigkeiten und Fehlern des Kindes wird nicht erklärt. Die engmaschige und strenge Therapiestruktur kann eine Hilfe für den Therapeuten sein und Kindern ohne Verhaltensproblemen zur besseren Artikulation verhelfen.

6. Die Feedback-Therapie nach Mysak

Dieser mehr phonetische als psychotherapeutische Ansatz basiert auf Kybernetik und Feedback-Theorien und analysiert den Sprechvorgang in zehn Funktionen. Mysak greift die vier wichtigsten Stationen heraus: das periphere Wahrnehmungsorgan, die zentrale Dekodierung, die Output-Koordination und das Feedback-System. Er teilt ein in zwei Therapiestadien: Im ersten lernt das Kind, den inkorrekten Laut zu hören, zu erspüren und genau zu bestimmen; im zweiten, den korrekten Laut zu suchen, sich ihm anzunähern und ihn schließlich zu finden. Die akustische, visuelle, kinästhetische Stimulation nimmt großen Raum ein, so daß das Kind gut diskriminieren lernt. Ähnlich wie bei Van Riper liegt die Betonung auf dem Hörtraining, das die Sprechübungszeit drastisch verkürzen oder gar überflüssig machen kann. Auch im zweiten Stadium nimmt die Eigenkontrolle eine wichtige Rolle ein.

Bemerkung: Mysak läßt den Therapeuten sehr direktiv vorgehen, die Wahl der Materialien und das Therapie-Setting stehen ihm frei. Die seelische Verfassung des Kindes wird nicht berücksichtigt.

7. Der phonologische Ansatz nach Ingram

Ingram wendet sich mehr dem phonemischen als dem phonetischen Bereich zu und sieht eine phonologische Störung als Ausdruck eines Defekts im kindlichen linguistischen System. Unerläßliche Grundlage der Therapie ist die ausführliche und exakte Diagnostik (s. S. 13 und Abb. 4, S. 38). Die Therapie selbst richtet sich auf generelle Prozesse im jeweiligen phonologischen Erwerb und nicht auf Einzellaute, die ja aus einem Bündel von Merkmalen bestehen. Diejenigen Merkmale, die das Kind noch nicht erworben hat, werden Inhalt der Therapie. Von großer Bedeutung ist für Ingram die Beseitigung der phonetischen Stabilität sowie die Auflösung der kindlichen Homonymie, die bei starken Stammlern zu massiven Verständigungsschwierigkeiten führt. Ein Ansatz, der mit diesem hier eng verwandt ist, ist die Minimal-Pair-Therapy oder Minimal-Contrast-Therapy (Cooper 1968, Weiner 1981b). Genauere Beschreibungen der Therapie Ingrams lagen uns nicht vor, wir fanden jedoch erste ermutigende Erfolge mit der Erarbeitung von Lautmerkmalen bei stammelnden Kindern (vgl. auch Menyuk 1974, Scholz 1974, Ruder u. Bunce 1981, Singh et al. 1981; Spiele S. 95ff).

Bemerkung: Dieser phonologische Ansatz scheint für schwer und auch inkonstant/inkonsequent stammelnde Kinder sehr wertvoll zu sein, da er ganze Lautgruppen angeht und damit schneller zum Erfolg führt. Der kinästhetische, taktile und visuelle Wahrnehmungsbereich kann eingebaut werden, lediglich im Bereich der Diagnostik ist der Therapeut festgelegt. Möglich ist sowohl Einzel- wie auch Gruppentherapie. Die Inhalte können in eine spielerische Form gebracht werden, so daß dieser Ansatz auch für jüngere Kinder geeignet ist. Ingram gibt kein bestimmtes Übungsmaterial an, doch können Abbildungen sehr sinnvoll sein.

8. Die Assoziationsmethode nach McGinnis

Sie ist zwar nicht primär für artikulationsgestörte Kinder konzipiert, eignet sich aber mitunter sehr gut auch für diese Patientengruppe. Mit Hilfe auditiver, visueller und grapho-visueller Stimulation werden einzelne Laute gründlich in einem festen Aufbau und in einer bestimmten Reihenfolge, die phonetisch ausgerichtet ist, erarbeitet und jeweils von einem anderen Laut abgesetzt. Nach dem Erwerb einiger Einzellaute werden sie zu zwei und mehr Lauten zusammengesetzt, ergeben schließlich Wörter und Sätze. Die Reihenfolge der Laute ist festgelegt, und es spielt keine Rolle, welche das Kind bereits beherrscht. McGinnis beschreibt fünf Prinzipien:

- Der Aufbau der Wörter folgt einem phonetischen Ansatz.
- Jeder Laut wird genau artikuliert.
- Der korrekt artikulierte Laut wird mit dem entsprechenden Schriftsymbol verbunden.
- Grundlage und Ziel des Sprachaufbaus ist das Sich-Ausdrücken.
- Der Einsatz einer systematischen sensomotorischen Assoziation wird gefordert.

Bemerkung: McGinnis schuf diesen Ansatz für schwer sprachgestörte Kinder, auch für solche mit Wahrnehmungs- und Konzentrationsstörungen. Zentral-auditiv oder zentral-expressiv gestörte Kinder profitieren von diesem gründlichen und systematischen Aufbau. Ob die Assoziationsmethode auch für lernbehinderte Kinder geeignet ist, muß noch untersucht und ausprobiert werden.

9. Die Hörimitationsmethode nach Wulff

Dieser fast ausschließlich phonetische Ansatz hat bei deutschen Sprachbehindertenpädagogen viel Verbreitung gefunden. „Die Mitlautübungen sind nach bekannten Schwierigkeiten der kindlichen Sprachentwicklung angeordnet. Sie gliedern sich in solche mit Einzellauten und mit Konsonantenhäufungen." Vor der Lautanbahnung und parallel dazu treten Mund- und Zungenmotorikübungen, danach werden die Laute „zunächst" in primitiven Sprechformen, in Wörtern, in Redewendungen, in Satzbeispielen in Form kleiner, kindgemäßer Darstellungen, in Reimen und Kinderversen, Rätseln und Sprechtexten aus dem Alltag angeboten. Schnellsprechübungen und Zungenbrecher bilden den Abschluß. Wulff empfiehlt als Therapiematerialien Bilder und Spiele, aber auch Lesekästen u. ä.

Bemerkung: Der Therapeut, der mit diesem Ansatz arbeitet, hat viele Möglichkeiten, Teile davon spielerisch zu gestalten, d.h. auch für jüngere Kinder attraktiv zu machen. Für wahrnehmungsgestörte Kinder sind keine speziellen Übungen und Vorgehensweisen vorgesehen. Für Kinder mit apraktischen Störungen oder Sinnesbehinderungen sind Ergänzungen und Umgestaltungen notwendig, oder aber man greift auf andere Ansätze zurück.

10. Der globale Ansatz nach Gugelmann und Gugelmann

Dieser Ansatz weist, wie der von Ingram (S. 32) darauf hin, daß das Stammeln nicht nur eine einfache Störung der Artikulation ist. Zum Zwecke der therapeutischen Beeinflussung wird das Sprechen vorstellungsgemäß in seine Basisfunktionen zerlegt, „wobei der Motorik und Kinästhetik eine große Bedeutung zukommt." Psychomotorische, kognitive, affektive und auch Sinnesbereiche werden einbezogen und therapeutisch berücksichtigt. „Die eigentliche Artikulationsbehandlung bleibt im wesentlichen eine Beeinflussung der Symptome." Die Therapie besteht bei allen Erscheinungsbildern des Stammelns im Erarbeiten und Einüben eines neuen Lautes. Darin enthalten sind Hör- und Differenzierungsübungen, Ableitungs- und/oder passive Methode zum Lauterwerb, Mund- und Zungenfunktionsübungen sowie folgend die Festigung auf Silben-, Wort- und Satzebene. Dabei gilt die Förderung der Eigenaktivität des Kindes als ein wichtiges Prinzip, das durch Handeln im Spiel und in den Übungen verwirklicht werden soll.

Bemerkung: Dieser Ansatz berücksichtigt viele Bereiche, so daß er Raum bietet für die Behandlung der verschiedensten Stammelformen. Der Therapeut erhält in diesem Rahmenprogramm die Freiheit, Übungen entsprechend dem Leistungsstand des Kindes einzufügen, abzuändern und auszulassen. Einzeltherapie und Gruppentherapie sind gleichermaßen möglich.

11. Die Entwicklungsdyspraxietherapie nach Eisenson

Ein Kind mit einer solchen Störung hat ein normales Gehör und gutes Sprachverständnis, aber es kann seine Artikulationsorgane nicht kontrollieren und koordinieren, um verständlich zu sprechen. In der Therapie wird vor allem die visuelle Modalität als Hilfe für die Imitation eingesetzt. Man beginnt mit Einzellauten und geht weiter bis zu kurzen Sätzen. Das Übungsmaterial und die Reihenfolge der Laute, die angebahnt werden, entsprechen der normalen phonologischen Entwicklung. Das Konzept des phonologischen Ansatzes (S. 32) ist integriert.

Bemerkung: Dieser Ansatz ist ganz speziell für dyspraktische Kinder geeignet. Er bietet dem Therapeuten Freiheit, zu verändern und den Bedürfnissen des Kindes entsprechend zu handeln. Allerdings enthält er keinerlei spielerische Elemente, das Kind muß richtig „arbeiten" und sollte daher schon eine Arbeitshaltung aufweisen oder zu einer solchen zu motivieren sein.

D. Über die Reihenfolge der zu therapierenden Laute

Diese inhaltlich-strukturelle Frage wird ebenso wie die Planung und Durchführung der Therapie immer einen individuellen Lösungsansatz erfordern. Doch gibt es gewisse Überlegungen und Kriterien, die als Entscheidungshilfe dienen können:

1. Wie bei der grammatischen Entwicklung gehen Sprach- und Sprechwissenschaftler von einer „vorprogrammierten" Entwicklung der kindlichen Phonologie aus (Kegel 1974, Grimm u. Engelkamp 1981, Weiner 1981a) und beschreiben eine zeitliche Reihenfolge, in der die Laute erworben (Müller 1973, Signer 1975) und erkannt werden. Die Reihenfolge (Abb. 3a u. b) kann dem Therapeuten als Orientierung dienen, welchen Laut er zu welchem Zeitpunkt anbahnen soll.

2. Eine sorgfältige phonetisch-phonologische Analyse zeigt, welche Laute konstant richtig und welche nur gelegentlich, vielleicht in finaler oder medialer Position, gebildet werden. Diese inkonstanten Laute in den sogenannten Key- oder Schlüsselwörtern werden aufgegriffen und gefestigt. Für Laute, die bereits sehr häufig gesprochen werden, ist dieses Vorgehen nicht geeignet. Man kann sie therapeutisch vernachlässigen, da die Übernahme in alle Wörter in der Regel ohne Zutun nach einer gewissen Zeit gelingt.

3. Im Modell der distinktiven Merkmale (S. 32) folgt die Auswahl der anzubahnenden Laute einem Gesetz. Hier werden Laute ausgewählt, die dem Kind Gelegenheit geben, diejenigen Lautmerkmale zu erwerben, die es noch nicht beherrscht. Ansatzpunkt ist im Gegensatz zu allen anderen Modellen nicht der Einzellaut, sondern ganze Lautklassen, die ein gemeinsames Merkmal haben, z.B. liquide oder nasale oder frikative Laute usw. (Abb. 4). Dabei spielt die Reihenfolge der Laute im Sprecherwerb eine untergeordnete Rolle, wichtiger ist die Reihenfolge des Erwerbs der Lautmerkmale (Ruder u. Bunce 1981).

4. Ein praxisbezogenes, individuelles Kriterium, das sich mit dem im ersten Vorgehen decken kann, aber nicht muß, ist die Stimulierbarkeit. Ziellaute für die Therapie sind demnach diejenigen Laute, die durch mehr oder weniger starke auditive, visuelle oder kinästhetische Stimulierung durch den Therapeuten erzeugt werden konnten.

5. Eine weitere Überlegung mag vor allem bei schwer stammelnden Kindern

Name: .... geb.: .... geprüft am: .... von: ....

m Mutter Hammer Baum	**b** Ball Bubi Geben	**h** Haus Uhu, oha! Hase	**n** Nase Anna Mann, Bein	**d** Dose Nadel Feder
p Post, Papa Puppe Piep	**l** Löffel Teller Gabel	**f** Fahne Ofen Schiff	**t** Tante Tüte Boot	**w** Wagen Löwe Wind
ch Dach Kuchen Loch	**j** Jäger Jacke Junge	Zäpfchen-**r** siehe: r	**ng** Finger fangen Ring	**k** Kaffee Ecke Stock
bl Blume neblig blau	**ng/ng k** Onkel Schinken Bank	**g** Gans Geige Geld	**br** Brot Albrecht braun	**fr** Frau Afrika frech
kl Klasse eklig kleben	**gl** Glas Unglück gleich	**sch** Schule naschen Fisch	**gr** grün Grete Graben	**st** Kasten, Faust Weste, Ast Fenster, Lust
kr Kreide Kragen krumm	**st, scht** Stein Stiefel Stuhl	**sp** Knospe Wespe, Kasper knuspern	**ss** Maus Messer Eis	**sp/schp** Spiegel Spatz spucken
pf Pferd Apfel Kopf	**x, ks** sechs, Xaver Hexe Fuchs	**schl** schlafen Schlüssel schlimm	**s** singen Else Seife	**gn** Gnade, gnatzig vergnügt gnädig
Zungen-**r** rot Lehrer vier	**schm** Schmalz schmecken Schmutz	**schn** Schnee Schneider Schnupfen	**z – tss** Zahn Mütze Franz	**kn** Knie Knopf knacken
schr Schrank schreiben Schreck	**schw** schwarz Schwester Schwein	**qu = kw** quälen bequem Quelle	**spr = schpr** springen sprechen Spruch	**pfl** Pflaume Pflaster pflücken
str = schtr Straße stricken Strumpf	**zw = tssw** zwölf entzwei Zwerg	Saft backt fünf	Strumpf Hirsch Storch	

Ergebnis: ....

Abb. 3a

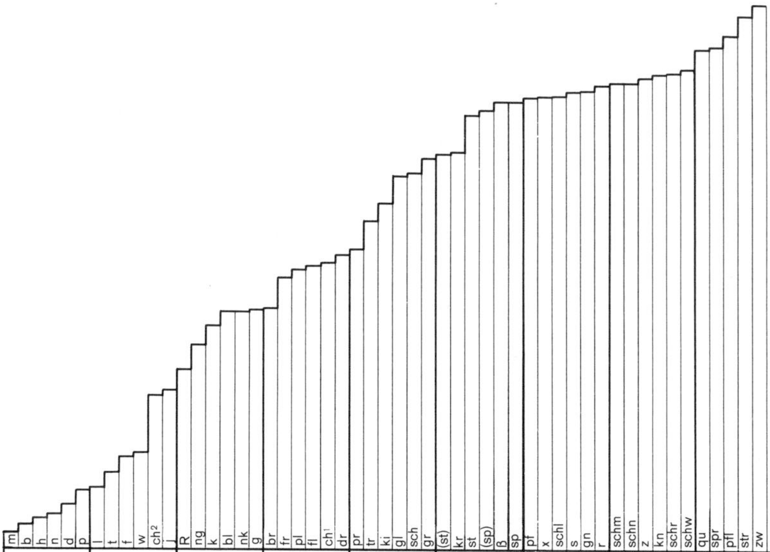

m Mutter Hammer Baum	l Löffel Teller Gabel	[R] Zäpfchen R siehe: r	br Brot Albrecht braun	pr Prügel April probieren	(st) Kasten Faust Weste Ast Fenster Lust	pf Pferd Apfel Kopf	schm Schmalz schmecken Schmutz	qu=kw quälen bequem Quelle
b Ball Bubi geben	t Tante Tüte Boot	ng Finger fangen Ring	fr Frau Afrika frech	tr Treppe Gertrud Trommel	kr Kreide Kragen krumm	x=kß sechs Xaver Hexe Fuchs	schn Schnee Schneider Schnupfen	spr schpr springen sprechen Spruch
h Haus Uhu uhu! Hose	f Fahne Ofen Schiff	k Kaffee Ecke Stock	pl Platz hopla! plaudern	kl Klasse eklig kleben	st scht Stein Stiefel Stuhl	schl schlafen Schlüssel schlimm	z=tß Zahn Mütze Franz	pfl Pflaume Pflaster pflücken
n Nase Anna Mann Lein	w Wagen Löwe Wind	bl Blume neblig blau	fl Flieger fleißig Flasche	gl Glas Unglück gleich	(sp) Knospe Wespe knusp. Kasper	s singen Else Seife	kn Knie Knopf knacken	str schtr Straße stricken Strumpf
d Dose Nadel Feder	ch² Dach Kuchen Loch	nk ngk Onkel Schinken Bank	ch¹ Küche Becher ich	sch Schule naschen Fisch	ß Maus Messer Eis	gn Gnade gnatzig vergnügt gnädig	schr Schrank schreiben Schreck	zw=tßw zwölf entzwei Zwerg
p Post Purpur Puppe piep	j Jäger Jacke Junge	g Gans Geige Geld	dr drei Drachen drehen	gr grün Grete graben	sp schp Spiegel Spatz spucken	r Zungen-r rot Lehrer vier	schw schwarz Schwester Schwein	Luft Strumpf buckt Hirsch fünf Storch

Abb. 3b. Lauttreppe nach Möhring.

wichtig sein (Van Riper u. Irwin 1976). Ausgehend von der relativen Häufigkeit des Lautvorkommens in einer Sprache ist es sinnvoll, denjenigen Laut vorrangig anzubahnen, der sehr häufig ist. Damit wächst die Verständlichkeit des kindlichen Sprechens schnell, und die durch mangelhafte Verständigung verursachte Frustration des Kindes und seiner Kommunikationspartner wird reduziert.

6. Ebenfalls sehr praxisbezogen ist die Überlegung, den Laut anzubahnen, der am einfachsten von einem bereits vorhandenen abzuleiten ist (Weinert 1982).

	a:	a	i:	I	e:	ε	ε:	y:	γ	∅:	œ	u:	ʊ	o:	ɔ	ə	p	b	m	f	v	t	d	n	l	s	z	ʃ	(ʒ)	ç	j	k	g	ŋ	r	h
vokalisch	+	+	+	+	+	+	+	+	+	+	+	+	+	+	+	+	-	-	-	-	-	-	-	-	-	-	-	-	-	-	-	-	-	-	-	-
konsonantisch	-	-	-	-	-	-	-	-	-	-	-	-	-	-	-	-	+	+	+	+	+	+	+	+	+	+	+	+	+	+	+	+	+	+	+	+
obstruent	0	0	0	0	0	0	0	0	0	0	0	0	0	0	0	0	+	+	-	+	+	+	+	-	-	+	+	+	+	+	+	+	+	-	+	+
hoch	-	-	+	+	-	-	-	+	+	-	-	+	+	-	-	-	0	0	0	0	0	0	0	0	0	0	0	0	0	0	0	0	0	0	0	0
niedrig	+	+	-	-	-	-	+	-	-	-	-	-	-	-	-	-	0	0	0	0	0	0	0	0	0	0	0	0	0	0	0	0	0	0	0	0
rund	-	-	-	-	-	-	-	-	+	+	+	+	+	+	+	-	0	0	0	0	0	0	0	0	0	0	0	0	0	0	0	0	0	0	0	0
gespannt	0	0	+	-	+	-	-	+	-	+	-	+	-	+	-	0	0	0	0	0	0	0	0	0	0	0	0	0	0	0	0	0	0	0	0	0
lang	+	-	+	-	+	-	+	+	-	+	-	+	-	+	-	0	0	0	0	0	0	0	0	0	0	0	0	0	0	0	0	0	0	0	0	0
vorn	-	-	+	+	+	+	+	+	+	+	+	-	-	-	-	-	+	+	+	+	+	+	+	+	+	+	+	-	-	-	-	-	-	-	-	0
hinten	-	-	-	-	-	-	-	-	-	-	-	+	+	+	+	-	-	-	-	-	-	-	-	-	-	-	-	-	-	-	-	+	+	+	+	0
frikativ	0	0	0	0	0	0	0	0	0	0	0	0	0	0	0	0	-	-	0	+	+	-	-	0	0	+	+	+	+	+	+	-	-	0	+	+
fortis	0	0	0	0	0	0	0	0	0	0	0	0	0	0	0	0	+	-	0	+	-	+	-	0	0	+	-	+	-	+	-	+	-	0	-	-
laryngeal	0	0	0	0	0	0	0	0	0	0	0	0	0	0	0	0	0	0	0	0	-	0	0	0	0	0	-	0	-	0	-	0	0	0	-	+
pharyngeal																																				
nasal	0	0	0	0	0	0	0	0	0	0	0	0	0	0	0	0	0	-	+	0	0	0	-	+	0	0	0	0	0	0	0	0	-	+	0	0
koronal	0	0	0	0	0	0	0	0	0	0	0	0	0	0	0	0	-	-	-	-	-	+	+	+	+	+	+	+	+	-	-	-	-	-	-	-
lateral	0	0	0	0	0	0	0	0	0	0	0	0	0	0	0	0	0	0	0	0	0	-	-	-	+	-	-	-	-	0	0	0	0	0	0	0

Abb. 4. Zusammengefaßte Merkmalsmatrix der Vokal- und Konsonantenphoneme (ohne :x«). Aus: Meinhold, G. u. Stock, E.: Phonologie der deutschen Gegenwartssprache. Leipzig 1980, ^{2}1982, 141.

+ = vorhanden
- = nicht vorhanden
0 = die Merkmale +/- kommen für das betreffende Phonem nicht in Frage.
* = Konsonant, bei dessen Erzeugung der Atemstrom zu einem Teil (Engelaut) oder völlig behindert (Verschlußlaut) ist.

E. Didaktische und psychologische Anmerkungen

1. Die kindliche Interessenlage berücksichtigen

Dieser Aspekt, so wichtig und selbstverständlich er auch erscheint, geht bei langjährig therapeutisch Tätigen leicht verloren. Oft werden die langerprobten Spiele und Materialien routinemäßig eingesetzt. Unterstützung findet diese Haltung durch viele bekannte und im Handel erhältliche Übungshefte und -anleitungen. Diese gehen in der Regel auch nicht vom Spaß am Sprechenlernen aus, sondern beinhalten lediglich ausgeklügelte Silben- und Wortreihen.

Besteht nicht auch bei den hier vorgestellten Spielen und Übungen die Gefahr, daß sie nicht individuell, sondern routinemäßig eingesetzt werden? Sicher. Auch dafür gilt die ständige Anforderung an den Therapeuten, diese Spiele den jeweiligen Interessen des Kindes anzupassen. Mit Hilfe von Informationen und etwas Phantasie läßt sich der kindliche Erfahrungsbereich einschließen oder zumindest berühren. Ob es nun die Spielfiguren sind, die nach dem Kind und seinen Geschwistern benannt werden oder die zu bauende Straße, die den Namen der heimatlichen erhält – die affektive Färbung erleichtert dem Kind den Kontakt und schafft eine engere Beziehung.

5- und 6-jährige begeistern sich oft für Dinge, die mit dem bevorstehenden Schuleintritt in Verbindung stehen. Sie sind stolz, in der Therapie ein Schulheft zu bekommen, vor allem auch, weil sie damit älteren Geschwistern näherrücken. Mit ihnen gemeinsam werden dann die „Hausaufgaben“ gemacht und abends stolz dem Vater gezeigt. Den kindlichen Wunsch, groß zu werden, unterstützen wir auch z.B. durch Anspielungen und Thematisierung aus dem Schulbereich: die beiden Schlangen im Spiel kriechen nicht ziellos durch den Urwald, sondern in die Schlangenschule.

Fühlt sich der Therapeut sicher im Improvisieren, so kann er das Kind ermuntern, Spielzeug oder Spielfiguren mitzubringen, die dann einbezogen oder zu Spielhandlungsträgern werden können. Es ist zu vermuten, daß solche Vorgehensweisen den Transfer des Gelernten erleichtern (S. 46ff).

2. Das Spiel- und Übungsmaterial

Unser therapeutisches Spiel- und Übungsmaterial hat bestimmte Kriterien und Aufgaben zu erfüllen. Dabei verdienen wahrnehmungsgestörte, behinderte oder jüngere Kinder besondere Beachtung. Da es den Rahmen dieses Buches sprengen würde, ausführlicher auf die speziellen Materialbedürfnisse einzugehen, beschränken wir uns auf die Aufzählung einiger Kriterien.

- Unser Spiel- und Arbeitsmaterial muß kindgerecht sein, das heißt, es muß dem feinmotorischen, kognitiven, wahrnehmungsmäßigen Stand des Kindes entsprechen.
- Das Material sollte besonders für kleinere oder behinderte Kinder hygienisch und pflegeleicht sein. Holzspielzeug, wie Holzwürfel u.ä., sollte lasiert, Bild- und Wortkärtchen sollten durch Pappe verstärkt und mit Folie beklebt werden.
- Therapeutisches Spiel- und Übungsmaterial soll so beschaffen sein, daß es bestimmte Handlungen auslöst und zu Manipulation reizt.
- Das Material sollte das Kind ansprechen. Die Frage, inwieweit der von Kindern so geliebte Kitsch Eingang in die Therapie finden soll, berührt die Überlegung, ob es sinnvoll und möglich ist, den ständig sich ändernden kindlichen Geschmack zu beeinflussen (Abb. 5).

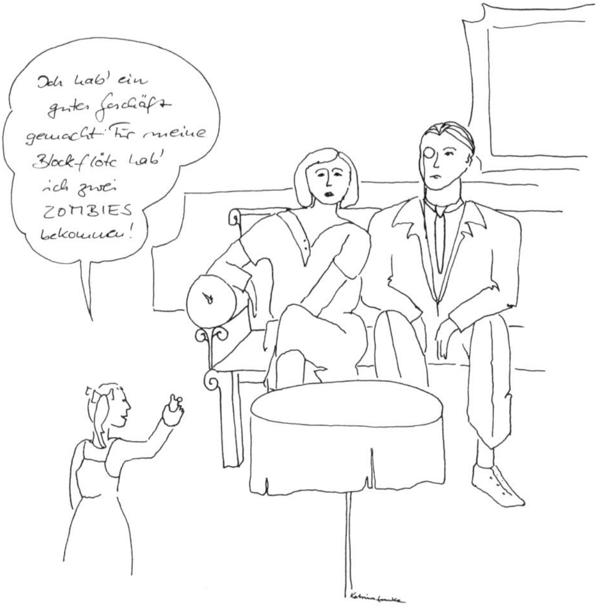
Ich hab' ein gutes Geschäft gemacht: Für meine Blockflöte hab' ich zwei ZOMBIES bekommen!

Abb. 5.

Nach dem kurzen „Streifzug durch das Material“ nun einige Gedanken zum Umgang damit und zu den in der Praxis auftretenden Schwierigkeiten. Auch hier sollten wir uns grundsätzlich von den Bedürfnissen und Fähigkeiten des Kindes leiten lassen.

Mancher unserer kleinen Patienten verkraftet nur wenig Material in einer Therapie, da er sich nur mühsam auf Neues einstellen und umstellen kann.

Hier erscheint es sinnvoll, immer die gleichen Aktionsfiguren einzusetzen (Biene Maja und Willi u.ä.) und nur die Handlung zu verändern.

Wird dem Kind das angebotene Material innerhalb kurzer Zeit langweilig, so ergibt sich schnell ein Problem. Der Forderung von seiten des Kindes nach immer Neuem kann ein Therapeut in einer langdauernden Therapie kaum nachkommen. Die therapeutische Beziehung wird belastet, der Therapeut fühlt sich überfordert, bald unzufrieden, ungeduldig und angespannt. Mit diesen Gefühlen verstärkt er auch die Ungeduld und Spannung des Kindes.

Helfen Überredungskünste und kleine Variationen nichts, so kann er dem Kind, auf Einsicht hoffend, die Situation erklären: „Jetzt kannst du das **sch** schon gut sagen, wenn du aufpaßt wie ein Luchs. Wenn wir es noch ein bißchen üben, kannst du es dann ohne aufzupassen sagen, ganz einfach. Ich hätte da ein Spiel mit der Eisenbahn, willst du das machen, oder hast du vielleicht eine Idee?"

Es ist überraschend, wie kooperativ viele Kinder auf die Aufforderung zur Mitarbeit, zum Miteinanderplanen reagieren und wieviel Phantasie sie da entwickeln.

3. Spielregeln

Regelspiele lassen sich in zwei Gruppen unterteilen: (a) Erwachsene vermitteln den Kindern die Regeln (z.B. Schwarzer Peter, Halma usw.). (b) Die Kinder geben sich die Regeln weiter (Himmel und Hölle usw.). In der Therapie wird meist auf die erste Gruppe zurückgegriffen, die zweite wird nur selten den therapeutischen Zielen untergeordnet. Was bedeuten Regeln für Vorschulkinder?

„Je jünger die Kinder sind, desto inhaltsstärker und unmittelbarer muß der Zusammenhang sein zwischen den Regeln, denen sich das Kind in seinen Handlungen unterzuordnen hat und der übernommenen Rolle . . . In Regelspielen mit Rollen ordnet sich das Vorschulkind leichter unter als in bloßen Regelspielen . . . Die meisten 4jährigen sind in der Lage, sich einer einfachen Regel unterzuordnen" (Elkonin 1980).

Was ist während des Spiels zu beachten? Spielregeln werden zu Beginn möglichst einfach erklärt und probehandelnd nachvollzogen. „Jetzt probieren wir erst mal!" nimmt Druck und schafft dem Kind eine bessere Ausgangsposition. Außerdem zeigt es dem Therapeuten, ob er mit den vorgesehenen Regeln den adäquaten Schwierigkeitsgrad getroffen hat.

Was tun, wenn während des Spiels deutlich wird, daß der Schwierigkeitsgrad dem Kind nicht entspricht? Sollen dann die bestehenden Regeln verändert werden? Im Prinzip ja. Grundsätzlich tut der Therapeut gut daran, seine Überlegungen hinsichtlich dieses Problems offen zu äußern und nicht stillschweigend zu handeln. Die Feststellung „das ist ja viel zu leicht für dich! Das kannst du ja schon alles!“ macht das Kind stolz und bereit, sich auch etwas schwierigeren Aufgaben zu stellen. Die Bemerkung „oh, das ist wohl ein ziemlich schwieriges Spiel, das müssen wir ein bißchen anders spielen!“ kann verhindern, daß sich das Kind als Versager fühlt.

Gibt es Ausnahmen von dieser Regel? Ja. Wir werden zu leichte Regeln nachträglich nicht verändern, wenn (a) das Kind mißerfolgsorientiert ist und Erfolgserlebnisse braucht; (b) eine Regeländerung das Kind verwirrt, weil es kognitiv, wahrnehmungsmäßig überfordert oder aber frustriert ist.

Erweisen sich die Regeln als zu schwierig, werden sie *nicht* vereinfacht (a) wenn das Kind auf der Einhaltung der Regeln besteht, also die Herausforderung annimmt; (b) bei einem sehr kurzen oder verkürzbaren Spiel; (c) wenn das Kind trotz Erklärung die Regelvereinfachung negativ für sich verbucht, aber Möglichkeiten findet, das Gesicht zu wahren (z.B. durch Schummeln). Auch während des Spiels kann die Situation eintreten, daß das Kind schnell gelernt hat, so daß die Anforderungen nun weit unter seiner Leistungsgrenze liegen. Dann freuen wir uns mit dem Kind und lassen es im Erfolg „baden“!

4. Das spannende Spiel

„Jedes Spiel lebt von der Spannung. Ein Spiel kommt nur zustande, wenn die Kräfte, die in Spannung zueinander stehen, ausgewogen und gleichen Regeln unterworfen sind. Ein Vorteil auf der einen Seite muß durch einen andersgearteten Vorteil auf der anderen Seite ausgeglichen werden“ (Herrgott 1980).

Damit alle Spieler die gleichen Chancen haben, müssen die Spielregeln entsprechend konzipiert werden. Für Spannung sorgen auch die Elemente des Spielerischen, das Glück, der Zufall und die Geschicklichkeit (Herrgott 1980). Weitere wichtige Spannungselemente sind Wettkampf und Wettbewerb. Beim Wettbewerb werden zwei oder mehrere Leistungen miteinander verglichen. Je geringer der Abstand zwischen den Leistungen ist, desto mehr steigt die Spannung. Beim Wettkampf dagegen muß der eine etwas verlieren, damit der andere gewinnen kann. Wettkampf wird von Therapeuten oft als unsozial abgelehnt, viele Kinder hingegen finden ihn faszinierend.

Nun, da wir wissen, daß Spiel Spannung braucht, sollten wir sie auch in die spielerische Artikulationstherapie übernehmen. Wie setzen wir sie am günstigsten ein? Was müssen wir bedenken? Konzentration und exakte Wahrnehmung (auditiv, kinästhetisch und motorisch) sind wichtige Voraussetzungen für eine erfolgreiche Stammlertherapie, stehen jedoch mit der Spannung in Konkurrenz: Je spannender ein Spiel ist (Außenreiz), desto weniger können Kinder Ereignisse bei sich (Innenreize) wahrnehmen.

Müssen wir daher auf Wettbewerbsspiele verzichten, bei denen es z.B. auf Reaktionsschnelligkeit ankommt? Nein, aber in der Regel ist eine Umstrukturierung dieser Wettspiele nötig. Dem Handlungsteil wird eine „spannungsfreie" Phase vorangestellt, in der sich das Kind auf die erforderlichen Wahrnehmungsvorgänge oder Bewegungsmuster konzentrieren kann. Das heißt, die Rennautos dürfen erst losfahren, wenn das Stichwort (korrekt) gesagt wurde. Das bedeutet eine momentane Abkoppelung des Sprechens vom Handeln, um ein sorgfältiges Sprechen, eine Korrektur oder Selbstkorrektur zu ermöglichen. Danach werden Handeln und Sprechen wieder parallel eingesetzt.

5. Selbstbelohnung und Selbstkontrolle

Praktiker empfinden das ständige Loben- und Bekräftigenmüssen, wie es die Verhaltenstherapie empfiehlt, oft als unnatürlich und ihre Beziehung zum Kind einengend. Zudem treten ab und zu auch beim Kind negative Auswirkungen auf: Das Lob verliert mit der Zeit an Wirkung, oder aber das Kind wird unzufrieden und unsicher, wenn es nicht verstärkt wird. Erwünschtes Verhalten tritt häufiger auf, wenn es verstärkt wird, sagt die Verhaltenstherapie. Muß das heißen, daß das Kind sonst nicht mitarbeitet und lernt? Der Verzicht auf häufiges Loben und Verstärken wird mit einem Umdenken vor sich gehen müssen. Der Therapeut setzt damit nämlich großes Vertrauen in das Kind und dessen Fähigkeit und Entwicklungsmöglichkeiten. Er impliziert, daß es die Motivation in sich trägt, die Sprechauffälligkeit abzulegen und seinen Entwicklungsrückstand aufzuholen.

Welche Bewandtnis hat es mit dem Gelobtwerden? „Wird man für die erfolgreiche Bewältigung sehr leichter Arbeiten gelobt, bekommt man leicht den Eindruck, daß die lobende Person von den Fähigkeiten des anderen nicht besonders überzeugt ist. Scheitert man dagegen an schwierigen und wird getadelt, dann kann man davon ausgehen, daß die tadelnde Person einem mehr zugetraut hätte . . . Auch nicht erbetene Hilfe kann den Eindruck erwecken, daß der Helfende nicht sehr viel von den Fähigkeiten des anderen hält." (Psychologie heute 1984, 9, S. 8).

Welchen Ausweg, welche Lösungsmöglicheiten gibt es? Indem sich der Therapeut mit seiner Beurteilung den Leistungsmaßstäben des Kindes anpaßt, bewegt er sich mit aller Wahrscheinlichkeit im Bereich einer realistischen Einschätzung der kindlichen Leistung. Die einfachste Möglichkeit, Selbstbeurteilung und Selbstkontrolle beim Kind zu fördern, besteht darin, es immer wieder zu fragen „war das jetzt richtig?" oder „hat's geklappt?" oder „bist du zufrieden damit, wie du das gesagt hast?" Die Folge eines solchen Vorgehens ist die Steigerung des kindlichen Selbstvertrauens und seiner Urteilsfähigkeit.

Van Riper hat das Prinzip der Selbstbelohnung und Selbstkontrolle in seine Artikulationsbehandlung fest integriert (1976, 1978). Obwohl wir damit schon gute Erfahrungen gemacht haben, halten wir ein bedachtsames Anwenden bei sprechängstlichen Kindern für notwendig.

Der Aufbau einiger hier angeführter Spiele unterstützt die Fähigkeit zur Selbstkontrolle und erübrigt die verbale Beurteilung durch den Therapeuten. Zum Beispiel kann ein Zauber nur dann wirksam werden, wenn der Zauberer richtig „Sim-sala-bim" gesagt hat. Bei vielen im Handel erhältlichen Spielen kann ebenfalls auf eine Beurteilung verzichtet werden, da die Spielregeln bekannt und festgelegt sind oder sich aus der Beschaffenheit des Materials ergeben.

6. Pausen und Transparenz in der Therapie

Unterbrechungen und Pausen sind wichtige Bestandteile einer Kindertherapie. Sie dienen als Möglichkeit, durch Bewegung und lustbetonte Spielhandlungen die Spannung abzubauen und die Zeit zu strukturieren. Danach ist konzentriertes Einstellen auf die Aufgaben wieder leichter möglich. Diese Pausen sollten definiert und ausdrücklich limitiert sein. Die Führung durch den Therapeuten darf nicht abbrechen, sein Interesse und seine Aufmerksamkeit sollte auch in dieser Zeit nicht nachlassen.

Welche Möglichkeiten gibt es, Kindern die Therapiestunde transparent zu machen? Kinder gewinnen z.B. eine Übersicht, wenn sie die geordneten Materialien für die verschiedenen Übungsschritte vor sich auf dem Tisch sehen und vorgestellt bekommen. Später reicht es dann aus, die jeweiligen Schritte durch je einen Muggelstein (oder ein Plätzchen) symbolisch zu repräsentieren. Nach jedem Schritt verschwindet eines davon in der Dose (oder im Bauch).

Die Motivation zur Mitarbeit ist bei Kindern (und Erwachsenen!) stärker, wenn sie mitbestimmen dürfen. Eine Möglichkeit ist es, sie die Reihenfolge der Übungen festlegen zu lassen. Zur Transparenz der Therapie gehört es auch, dem Kind seinen jeweiligen Leistungsstand zu zeigen: „Jetzt kannst du schon jedes **k** im Wort hören, nun probieren wir mal, ob du auch hörst, ob das **k** vorne am Wort oder hinten ist." Von Van Riper u. Irwin (1976) stammt ein weiteres Beispiel, das sogenannte Sprechthermometer, dessen Säuleninhalt mit wachsender Fähigkeit steigt, vom Kind jeweils dazu gemalt.

Transparenz bedeutet fernerhin, im Kind einen ernstzunehmenden Arbeitspartner zu sehen, mit dem Abmachungen getroffen und Arbeitsverträge geschlossen werden können, also jemand, der, wie der Therapeut auch, Rechte und Pflichten hat. Ein wichtiger Schritt in der Entwicklung zum erwachsenen Menschen.

7. Direktes und indirektes Lernen

Wir unterscheiden hier mit Arndt (1980) zwei Arten von Lernerfahrungen: das direkte Lernen, bei dem das Kind eine Fähigkeit durch unmittelbares Üben erwirbt, und das indirekte Lernen, bei dem Informationen nebenbei übermittelt werden, ohne daß die Tätigkeit unmittelbar auf den Erwerb dieser Fähigkeit gerichtet war.

Normal entwickelte Kinder können sich mit ca. 5 Jahren auch in Situationen ohne Spielcharakter und Rollenübernahme an Regeln halten, also direkt lernen. Jüngere Kinder brauchen jedoch meist das Spiel und eine Rolle, um die Regeln einhalten zu können (Elkonin 1980).

Beim Erwerb und der Korrektur von Lauten können wir auf beide Lernformen zurückgreifen, am günstigsten in einer ausgewogenen Kombination. Manche Kinder lernen leichter, wenn die Übungen in eine Geschichte oder eine Rahmenhandlung verpackt sind. Wahrnehmungsgestörten Kindern kann andererseits diese Vorgehensweise zuviel Ablenkung und Verwirrung bringen, sie benötigen ein „dürres" Übungsgerüst. Auch in diesem Fall sollte man Vorschulkindern beides anbieten und sie wählen lassen: „Wir wollen jetzt das **k** üben, damit du es immer besser kannst. Willst du das einfach mal so probieren, oder sollen wir ein Spiel damit machen?"

Manche Therapeuten lassen ein Spiel heraussuchen: „Ah ja, du willst mit den Bauklötzen bauen, einverstanden. Da habe ich dann noch eine Regel dafür. Ich bin das Baugeschäft, und du kaufst bei mir ein. Ein Klotz kostet ein **k**." Ganz selten haben wir Kinder angetroffen, die sich bei solchen Abmachungen verweigerten.

8. Die Leistungsgrenze

Kinder, die sich wenig zutrauen, schnell resignieren, ablenken oder abblocken, sollten nur selten an ihre Leistungsgrenzen geführt werden. Häufiges Erfahren dieser Grenzen würde ihre Unsicherheit noch vergrößern, sie psychisch überfordern und dem Therapeuten den Zugang versperren. Wir bleiben daher mit solchen Kindern so lange innerhalb der Bereiche, in denen sie sich relativ sicher bewegen, bis ihr Zutrauen zu uns und vor allem zu ihren Fähigkeiten gewachsen ist. Ganz langsam werden sie dann, unterstützt durch viel Ermutigung und Zutrauen des Therapeuten, ihre Schwäche und Unsicherheit tolerieren können.

Stammelnde Kinder mit der Neigung zu Sprechangst, mit massiven motorischen Problemen oder Koordinationsstörungen und wenig Selbstvertrauen benötigen unsere besondere Beachtung und Rücksichtnahme. Wir halten uns lange in der Phase der auditiven Diskrimination und der Stimulation auf (vgl. Van Ripers Ansatz S. 30), da sie weniger belastend ist als der expressive Bereich. Nicht Hören, sondern Sprechen ruft Sprechangst hervor! Dieser Grundsatz gilt in besonderem Maße auch für die Stammlertherapie bei stotternden oder iterierenden Kindern.

9. Überlegungen zum Transfer

Unter Transfer verstehen wir die Übertragungsleistung des Kindes, die erlernten Lautbildungsmuster außerhalb der Therapiesituation in der Spontansprache anzuwenden. Synonym zu dem Begriff „Transfer" werden häufig „Generalisation" oder „Generalisierung" verwendet. Die freien oder alltäglichen Situationen, auf die das Kind die korrekte Lautbildung übertragen soll, unterscheiden sich von der Therapiesituation in folgenden Merkmalen:

(a) Es fehlt Fremdkorrektur, d.h., das Kind muß fähig sein, seine Artikulation selbst zu beurteilen und zu korrigieren.

(b) Die Aufmerksamkeit des Kindes gegenüber seiner Artikulation ist deutlich geringer, d.h., die neu erlernten Laute müssen automatisiert sein, um angewendet zu werden.

(c) Es fehlen Hilfestellungen, um z.B. an die korrekte Lautbildung zu erinnern oder auf überhörte Fehler aufmerksam zu machen.

Bis jetzt wurde außer acht gelassen, daß Eltern häufig diese Funktion übernehmen. Es bleiben jedoch immer noch Situationen, in denen die Eltern nicht anwesend sind, und die demnach die obengenannten Merkmale aufweisen.

Was ergibt sich aus den Unterschieden zwischen Therapiesituation und alltäglicher Situation? Zum einen die Frage, inwieweit der Transfer in der Therapiesituation „geübt" werden kann. Schon diese Formulierung ist paradox: wir können den Transfer bestenfalls unterstützen, denn die Therapiesituation an sich bewirkt beim Kind schon eine stärkere Aufmerksamkeit für seine Artikulation, als es sie in alltäglichen Situationen aufbringt. Zum anderen lassen sich Forderungen ableiten, die wir an Transferübungen stellen sollten.

(a) Optimale Voraussetzungen für den Transfer schaffen wir, wenn wir bereits in der Übungssprache auf Wort- und Satzebene ein hohes Maß an Geläufigkeit der Artikulation erreichen (Automatisierung, Abbau von Überbetonung durch Dehnung des Lautes etc.). Die Beobachtung, daß Kinder die Wörter, die in den Übungen häufig verwendet werden, oft spontan korrekt gebrauchen, unterstützt diese Forderung und weist zugleich auf einen zweiten Gesichtspunkt hin. Übungswörter sollten nicht ausschließlich Substantive sein, denn diese genießen als Inhaltswörter ohnehin schon viel Aufmerksamkeit. Verben, Adjektive und Funktionswörter sollten ebenso geübt werden, was sinnvollerweise in Sätzen und nicht isoliert erfolgen sollte. Zu den optimalen Voraussetzungen zählt auch die Verbesserung der auditiven Diskrimination mit dem Ziel, über das Eigenhören die Selbstkorrektur zu erreichen, denn wie wir oben gesehen haben, ist es notwendig, daß das Kind von Fremdkorrekturen unabhängig wird.

(b) Die Therapiesituation gleichen wir den natürlichen Bedingungen an, indem wir Situationen schaffen, die das Kind von der vollen Konzentration auf die Artikulation ablenken. Bei sprachlich stark vorstrukturierten Übungen (z.B. Wortebene oder Satzebene mit festem Satzmuster) kann das erreicht werden durch Zeit- und Emotionsdruck, wie er bei Wettkampfspielen auftritt. In dem Maße, in dem wir dem Kind Gelegenheit geben, Situationen sprachlich selbst zu gestalten, wird auch die Ablenkung vom formalen Aspekt „korrekte Artikulation" wachsen. Die dann notwendigen Prozesse der Situationswahrnehmung und -verarbeitung sowie – im Gespräch – Sprachverarbeitung und Sprachproduktion erfordern soviel Aufmerksamkeit, daß die Artikulation buchstäblich unter den Tisch fällt. Diese Sprechsituationen werden meist als gelenkte Rede bezeichnet, da durch das vorgegebene Material das Gesprächsthema eingegrenzt oder festgelegt wird. Darunter fallen:
- Bildbeschreibungen,
- Erzählen von Bildgeschichten,
- Beschreibungen von Geräten, Begriffen, Situationen, Handlungsabläufen,
- Nacherzählen von vorgelesenen oder erzählten Geschichten,
- Weitererzählen von angefangenen Geschichten,
- aus vorgegebenen Wörtern (Bildkarten) eine Geschichte basteln,
- Nachspielen von Geschichten mit Handpuppen oder selbstgebastelten Figuren (z.B. aus Pappe ausgeschnitten und auf Strohhalme oder Holzstäbe geklebt),
- Rollenspiele, mit Handpuppen oder mit dem Kind selbst: Einkaufen, Zoo, Zirkusdirektor, Schule, Familie usw.

Wenn man ein Kind auf diese Art und Weise zum Sprechen anregen will, sollte man darauf achten, daß eine sinnvolle Kommunikationssituation entsteht. Ein Beispiel:

Bei der Erzählung einer Bildgeschichte wird sich das Kind weniger äußern, wenn der Therapeut die Bilder ebenfalls sieht, es gibt ja im Grunde keine Informationsvermittlung. Hat jedoch das Kind eine Bildgeschichte vorliegen, und ist es seine Aufgabe, die einzelnen Karten, die der Therapeut hat, zusammenzutragen, so wird es sehr viel genauer und ausführlicher beschreiben, um die gewünschte Karte zu erhalten.

(c) Für Hilfestellungen der Eltern in der häuslichen Situation sorgen wir, indem wir die Eltern mit den Hilfen vertraut machen, die auch wir während dieser letzten Therapiephase einsetzen. Konsequentes Aufmerksammachen auf jede Fehlartikulation ist nötig, um als Korrektiv für die noch nicht stabile Eigenkorrektur zu wirken. Diese Korrektur kann auf unterschiedlichste Art und Weise erfolgen: direkt verbal oder mittels eines vereinbarten visuellen, akustischen oder taktilen Zeichens. Gerade die Verwendung solcher Signale läßt sich oft unauffällig, aber wirksam in den verschiedenen Kommunikationssituationen einsetzen. Ein visuelles Signal hat gegenüber der direkten verbalen Korrektur den Vorteil, daß es schnell ausgesendet und wahrgenommen werden kann (z.B. Fingerheben), ohne den Sprecher in seinem Redefluß zu unterbrechen. Es ermöglicht dem Sprecher die Selbstkorrektur, was sich positiv auf die nachfolgenden Wörter auswirkt. Die Eltern sollten von dieser Möglichkeit nur während abgesprochener Zeiten Gebrauch machen. Diese Zeiten können entweder nach und nach ausgedehnt werden oder von Woche zu Woche wechseln. Der erhoffte Effekt besteht darin, daß das Kind auch noch nach der vereinbarten Zeit an seine Artikulation denken wird.

Ebenso wichtig wie die konsequente Korrektur ist die Verstärkung korrekter Leistungen. Eltern sollte die Möglichkeit verbaler und sozialer Verstärkung bewußt gemacht werden, auch wenn sie häufig ganz spontan eingesetzt wird. Zur verbalen Verstärkung zählen sowohl eine ausführliche lobende Äußerung als auch kurze, bestätigende Interjektionen, wie „Mhm“. Diese können allerdings nicht nach jedem richtigen Laut erfolgen, das würde den Hörer überfordern; freundliches Kopfnicken genügt.

Als letzte Möglichkeit soll noch die Verwendung von Symbolen genannt werden, deren Funktion es ist, das Kind an die korrekte Artikulation zu erinnern. Hier lassen sich Klebepunkte überall im Haus verteilen, auch an Spielsachen des Kindes befestigen oder ein geflochtenes Bändchen am Handgelenk anbringen (vgl. auch S. 24f).

10. Die Eltern

Welche Rolle spielen die Eltern eines stammelnden Kindes in der logopädischen Therapie? Wie sind ihre Erwartungen und wie die der Logopädin? Müssen, sollen oder können Eltern in der Artikulationstherapie mitarbeiten? Welche Vor- und Nachteile hat die Ko-Therapeutenrolle? Was steckt dahinter, wenn die Logopädin das Gefühl hat, die Eltern geben das Kind nur bei ihr ab und engagieren sich nicht selbst?

Die meisten mit Elternarbeit befaßten Autoren stimmen darin überein, die Funktion der Eltern über die Ko-Therapeutenrolle zu definieren. In dieser Tradition wurden entsprechende Elterntrainings entwickelt (vgl. Weidenmann u. Krapp, S. 685ff). Damit hatte man einen großen Teil der

Verantwortung auf sie übertragen, oder, so könnte man fragen, abgewälzt? Hinter diesem Vorgehen standen bestimmte theoretische Modelle darüber, was die Störung ist, woher sie kommt und wie man sie am besten angeht (Schlack 1989, S. 14). Dabei ging man von einer sehr großen Plastizität des kindlichen Gehirns aus, d. h. man nahm an, daß Behinderungen und Störungen in der Regel durch organische Defekte hervorgerufen werden, und daß Störungen am ehesten zum Verschwinden gebracht werden können, wenn man sie häufig und möglichst früh behandelt. Nach Schlack (1989, S. 15) kann jedoch diese Annahme heute nicht mehr bestätigt werden. Des weiteren nahm man an, daß die Eltern, speziell die Mutter, willens – und von ihrer psychischen Situation und der Gefühlseinstellung ihrem Kind gegenüber – in der Lage ist, die Ko-Therapeutenrolle zu übernehmen. Nur so ist erklärbar, daß Fragen nach der Einstellung der Eltern und ihren möglichen Widerständen in der Literatur nicht gestellt und nur allgemein motivationsfördernde Maßnahmen vorgeschlagen werden (u. a. Schulze 1974, Innerhofer u. Warnke 1978, Weidenmann u. Krapp 1986).

Welche Rolle spielt die Elternarbeit bei der Behandlung von Artikulationsstörungen? Gelegentlich geht man auch hier noch pauschal davon aus, daß eine möglichst frühe und/oder möglichst intensive Therapie den besten Erfolg bringen kann (u. a. Girolametto et al. 1987). Dabei werden verschiedene Einflußfaktoren, wie beispielsweise das individuelle kindliche Lerntempo vernachlässigt. Selten finden sich Nachweise für eine hirnorganische Beteiligung an den artikulatorischen Schwierigkeiten bei dem Gros der Vorschulkinder, von denen hier die Rede ist. Fällt die hirnorganische Beeinträchtigung als Ursache weg, so bleibt die Vorstellung einer funktionellen Störung. Die Artikulation ist mit ihren differenzierten Bewegungen sehr eng an den physiologischen und psychologischen Entwicklungsprozeß und schließlich auch an soziale Faktoren gebunden. Damit sind wir mit anderen Voraussetzungen als z. B. bei cerebralparetischen Kindern konfrontiert und müssen unser Denken und Vorgehen modifizieren.

In der Artikulationstherapie müssen, d. h. *können* wir mit dem körperlichen und persönlichen Entwicklungsprozeß des Kindes rechnen. Das bedeutet, daß wir anders als bei körperlich oder geistig behinderten Kindern vorgehen können. Denn die Aufgabe der Logopädin besteht hier vor allem in der Bahnung von Funktionen, die für die Artikulation wichtig sind. Das Kind hat prinzipiell die Fähigkeit, sich mit Hilfe eines kleines „Schubses“ weiterzuentwickeln. Wir sehen das in der Praxis, wenn wir bei universell oder multipel stammelnden Kindern meist nur einen Teil der Laute anbahnen und festigen müssen, der Rest kommt von alleine.

Solch eine Sichtweise beeinflußt natürlich auch die Einstellung zu und die Zusammenarbeit mit den Eltern. Indem das Kind einen Teil der „Arbeit“ und Verantwortung zugestanden bekommt, sind die Therapeuten entlastet und können damit auch wiederum die Eltern entlasten, indem sie ihnen ein gewisses Maß an Verantwortung für diesen Bereich erlassen. Damit soll nicht gesagt sein, daß Eltern in der logopädischen Therapie ihrer Kinder nicht mitmachen sollen, sondern, daß dies nicht zwingend erforderlich ist.

Dieser Gedankengang kann bei stammelnden Kindern einleuchten, deren Handicap vermutlich auf einer Fehlfunktion beruht, also mit einem verzögerten körperlichen Reifungsprozeß erklärt wird. Inwieweit gilt er auch für Kinder und Eltern, deren Stammeln möglicherweise in psychischen oder sozialen Faktoren zu suchen sind? Sollte man hier die Eltern, die als (Mit)-Verursacher in Frage kommen, nicht intensiver in die Therapie einbeziehen?

Die Beantwortung dieser Frage bedarf grundsätzlich der Sicht auf die individuelle Problemstellung. Zur Entscheidungsfindung kann zudem ein Blick auf die persönliche Situation von Eltern und Kind hilfreich sein. Ein Beispiel soll die Frage erläutern.

Nehmen wir an, die kleine Karin stammelt und hat schon seit einigen Wochen keine Fortschritte gemacht. Die Logopädin Frau R. vermutet, daß sie Gefühle der Eifersucht und der Vernachlässigung empfindet, weil die Mutter vor 3 Monaten ein Baby bekommen hat. Sie sieht dies als eine mögliche Ursache für die Stagnation in der Sprechtherapie. Soll sie die Mutter bitten, mit Karin zu üben? Zum einen könnte sie damit erreichen, daß sich die Mutter Karin mehr widmet. Stimmt die Hypothese Frau R.s, müßte Karin, da ihre Bedürfnisse besser befriedigt werden, in der Folge wieder Fortschritte machen.

Doch wir wissen zu wenig über die Beziehung von Karin und ihrer Mutter. Nervt die Frau die kindliche Haltung ihrer Tochter, steht sie unter Zeitnot, oder ist sie depressiv usw., so wird sie sich, wenn überhaupt, nicht gerade freudig zu ihr setzen. Karin wird verständlicherweise nicht gern üben. Mißerfolg, Krach, Spannung, Verschlechterung des Verhältnisses sind dann vorprogrammiert.

Wir wollen damit sagen, daß bei *allen* Fragen der Elternmitarbeit zuerst einmal die Beziehung, und dann erst die anstehende Aufgabe betrachtet werden muß (Watzlawick et al. 1980). Spürt oder bemerkt die Logopädin eine belastete Beziehung, so müssen die beiden „Kontrahenten" erst einmal entlastet und gestärkt werden. Gemeinsame Handlungen sollten psychologisch sorgfältig geplant sein, um in die richtige Richtung zu wirken.

Ein häufiges Phänomen bei Kindertherapeutinnen ist die Identifizierung mit dem Kind. Davon betroffen sind vor allem junge Therapeutinnen ohne eigene Kinder. Dies läßt sich leicht erklären, denn es ist die Rolle eines Kindes, die sie am besten kennen. Nur schwer und unvollständig gelingt es manchen jungen Menschen, Verständnis für die Rolle und Situation der Eltern aufzubringen. Sie verspüren immer wieder das Bedürfnis und die Neigung, die offensichtlich Schwächeren, die Kinder zu unterstützen. Mit dieser Einstellung unterschätzen sie nicht nur viele Kinder, sondern finden auch selten Zugang zu den Eltern. Eine möglichst neutrale Sicht läßt letztendlich mehr Möglichkeiten der Einflußnahme offen, als diese Parteinahme.

Eine weitere Frage, die sich in der Praxis immer wieder stellt, betrifft die Anwesenheit eines Elternteils während der Therapie. Geht die Therapeutin von der Annahme aus, daß es wichtig ist, möglichst intensiv zu üben, so ist die Beobachtung der Therapie durch die Mutter wichtig und folgerichtig. Oft kommt sie allerdings in Konflikt mit ihren eigenen Bedürfnissen und Gefühlen und oft auch mit denen des Kindes. Vor allem wenn sie noch nicht so viel Erfahrung hat und unsicher ist, möchte sie sich ungern beobachten lassen, und möglicherweise die Mutter mit ihren Bemühungen um die Kooperation des Kindes aus den therapeutischen Interaktionen heraushalten. Das Phänomen, daß das Kind während der Anwesenheit seiner Mutter unkonzentrierter und unruhiger ist, kann häufig beobachtet werden und wird von Eltern auch selbst bestätigt. Vielen Logopädinnen bleibt nichts übrig, als in dieser Frage Kompromisse zu schließen.

Was steckt dahinter, wenn Eltern ihr Kind offenbar „zur Reparatur“ in der logopädischen Praxis abgeben? Wenn uns Therapeutinnen dieses Gefühl beschleicht, so kann der Grund dafür in uns selbst oder aber in der Beziehung Kind-Elternteil liegen. Im einen Fall haben wir Therapeutinnen dieses Gefühl häufig dann, wenn wir überlastet sind, uns ausgepowert fühlen und keine Kraft mehr haben, viel Verantwortung zu übernehmen.

Auch Eltern geben ihr Kind in der Therapie „ab“, wenn sie sich aus den verschiedensten Gründen überlastet und überfordert fühlen. Wir können davon ausgehen, daß die Beziehung zwischen Kind und Elternteil gespannt ist. Auf diese Spannung mit Druck zur Mitarbeit zu reagieren würde bedeuten, diese vorhandene Spannung noch zu erhöhen. Andere, das Verhältnis entlastende Maßnahmen sind angesagt wie beispielsweise gesprächstherapeutische Interventionen für die Eltern.

11. Unterschiedliche therapeutische Einstellungen

Ablauf und Durchführungsweise einer Therapie bestimmt der Therapeut durch seine Persönlichkeit, sein Weltbild und seine Ausbildung. Weiter spielen äußere Umstände (Zeitdruck, Anfahrtsweg u.ä.) wie auch Persönlichkeit, Alter, Störungsart und -genese des Kindes eines Rolle. Wir nehmen an, daß die Eltern den geringsten Einfluß auf die Art der Therapie ausüben. Durch diese Vielfalt der Faktoren bedingt, bilden sich die verschiedensten Richtungen und Formen aus. Wir möchten hier exemplarisch einige Formen aufzeigen, um das weite Spektrum zu verdeutlichen, unter dem Artikulationstherapie durchgeführt werden kann.

Die Therapeutin A. Sie arbeitet auch mit kleineren Kindern, in der Regel konzentriert am Tisch. Die Kinder wissen, daß sie sich in einer Lernsituation befinden, und daß sie nach vollbrachter Leistung ein Spiel spielen werden, das sie sich aussuchen dürfen. Diese Therapeutin pflegt Hausaufgaben zu geben und weist Vater und Mutter an, wann, was und wieviel zu üben ist. Sie berichtet ihnen nach jeder Therapiestunde über die Leistungen des Kindes und über den Inhalt der Stunde. A. setzt gern Intensivtherapien an, denn so kann sie das zu Lernende am schnellsten festigen, das Defizit im kindlichen Sprechen auffüllen.

Der Therapeut B. informiert Eltern und überweisende Ärzte, daß er Artikulationsstörungen, partielle Dyslalien und besonders die Zischlautstörungen prinzipiell erst nach dem Frontzahnwechsel behandelt. Er vermeidet damit nicht nur Therapiepausen, sondern findet bei den Kindern auch eine andere Arbeitshaltung vor. Sie sind nun von der Schule her gewohnt, konzentriert zu arbeiten, auf dem Stuhl sitzenzubleiben und Lernstoff aufzunehmen. Dadurch gelingt es B. innerhalb kurzer Zeit, die Stammelfehler zu beseitigen.

Die Therapeutin C. arbeitet in einer (überfüllten) freien Praxis. Sie hat gute Erfahrungen damit gemacht, Therapiesitzungen in großen zeitlichen Abständen anzusetzen. Jedesmal erarbeitet sie mit dem Kind eine Stufe der Artikulationstherapie und weist die Bezugsperson an, das soeben Gelernte durch bestimmte Übungen zu festigen. Ist dies geschehen, wird die nächste Therapiestunde vereinbart und die folgende, schwierigere Stufe erarbeitet und fixiert.

Die Therapeutin D. legt das Schwergewicht auf die auditive Wahrnehmung. Sie hat die Erfahrung gemacht, daß die Kinder während der rezeptiven Phase viel Spaß haben und keine Sprechangst entwickeln. D. möchte diese sprecherische und allgemeine Unbefangenheit erhalten und stützt sich auf Van Riper, der für eine ausgedehnte Hörphase plädiert (s. S. 30). Sie hat bemerkt, daß viele Kinder nach einem genügend langen auditiven Training den betreffenden Laut mühelos und schnell in das Sprechen übertragen.

Die Therapeutin E. ist überzeugt, daß bei normal intelligenten, nicht sinnes- oder motorisch behinderten Kindern eine Intensivtherapie nicht sinnvoll ist. Sie argumentiert, daß die phonologische und phonetische Entwicklung ganz natürlich ihren Gang nimmt, so daß jedes Kind bis zum Alter von etwa 8 Jahren richtig sprechen kann. Manche Kinder brauchen mehr Zeit, und manche den kleinen „Schubs" der Therapie. E. meint, das Kind brauche keinen Drill, denn es muß ihm kein Lehrstoff beigebracht werden.

Die Therapeutin F. gestaltet ihre Artikulationstherapie sehr spielerisch und indirekt. Immer neue Spiele denkt sie sich aus, um die Kinder zu bannen, zu faszinieren und ihre Motivation zu erhalten. Den Eltern rät sie davon ab, mit dem Kind zu Hause zu üben, da dies die spielerische Form des Sprechenlernens überdecken und die Beziehung Eltern/Kind eher belasten und nicht, was ihr wichtig ist, verbessern würde.

F. Praxis der Artikulationstherapie

Nachdem wird uns mit der Anamnese, der Diagnostik und der Entscheidung, welcher Laut oder welche Lautgruppe behandelt werden sollen, beschäftigt haben, bleibt die Frage offen, *wie* die Behandlung zu erfolgen hat. Tabelle 2 stellt vereinfacht vier Modelle und mögliche Anwendungsbereiche vor. Sicher wird jeder Therapeut bei jedem Kind und vielleicht sogar in jeder Therapiestunde vor der Entscheidung stehen, ob Übung, Übungsspiel, strukturiertes Spiel oder freies Spiel die Methode der Wahl ist.

Wir setzen in dem nachfolgenden praktischen Teil unseren Schwerpunkt in die Bereiche Übungsspiel und strukturiertes Spiel, da beide Formen in der vorliegenden Literatur bislang vernachlässigt wurden (Wulff o.J., Fried 1981, Krech 1969, Weinert 1982). Als Beispiel für eine Gruppentherapie beschreiben wir zuerst eine Kindergruppe und deren Verlauf. Dies soll eine Kostprobe

Tabelle 2. Vier Modelle der Dyslalietherapie (in Anlehnung an Shriberg 1982)

Form	Beschreibung	Beispiel	Anwendungsbereich
Übung	Einfaches Reiz-Reaktionsmodell, in dem nur die richtigen Antworten auf die vom Therapeuten angebotenen Stimuli verstärkt werden. Die Betonung liegt auf dem Sprechen.	Vor- und Nachsprechen, Imitationen	Erwachsene und Jugendliche; evtl. Mundmotorik; Lautanbahnung
Übungsspiel	Wie oben, nur daß das Kind eine begleitende Spielhandlung ausführt.	Lottokarte umdrehen	Schulkinder; Festlegung motorischer Muster; Hörübungen
Strukturiertes Spiel	Wie das Übungsspiel, nur ist die Reiz-Reaktionsfolge in eine längere Spielfolge eingebettet. Verstärkung erfolgt nach Bedarf und ist manchmal Teil des Spiels.	Der Räuber und der Hund, S. 135	Vorschulkinder; zur Festigung von Lautmustern, Generalisierung und Transfer
Spiel	Erscheint dem Kind als reines Spiel. Sprechstimulation und Feedback auf das Sprechen erscheinen dem Kind als Spielelemente.	Korrektives Feedback (Wyatt)	Kleinere stammelnde oder stotternde Stammler; Transferphase

sein und zugleich die Anwendung der folgenden Spiele und Übungen illustrieren.

Im rezeptiven und mundmotorischen Bereich finden sich vor allem Elemente aus Van Ripers Ansatz (S. 30). Geräusch-, Klang-, Lautdiskrimination und Mundmotorik bereiten die expressive Realisation des Fehllautes vor. Nach der Lautanbahnung gehen wir vom Teil zum Ganzen über, also vom Einzellaut über die Silbe und das Wort bis zum Satz. Durch diese breite Fächerung lassen sich für die meisten Ansätze in der Artikulationstherapie Übungen finden.

Neben dem Teil, in dem Spiele nach der alphabetischen Reihenfolge der Laute geordnet sind (S. 126ff), kommt dem nicht nach Lauten geordneten Teil wegen seiner vielfältigen Verwendbarkeit große Bedeutung zu. So lassen sich hier Spiele und Übungen finden, die im lautspezifischen Teil wenig oder auch nicht berücksichtigt wurden.

1. Fallbeispiel: Eine Sigmatismusgruppe

Die Gruppe bestand aus drei Kindern im Alter zwischen 7 und 8 Jahren. Isabell, die Älteste, zeigte einen lateralen, Andreas einen bilateralen und Reinhard einen nasalen Sigmatismus. Nur er hatte Geschwister, einen 2 Jahre älteren Bruder, der das **s** auf die gleiche Weise sprach, aber, wie er sagte, zur Zeit keine Therapie mochte. Eine Behandlung im Vorschulalter war abgebrochen worden. Andreas erwies sich als der Anhänglichste, Unruhigste und Liebebedürftigste, Reinhard als der Ernsthaftigste in Bezug auf die Therapie. Ansonsten war er derjenige, der gerne Spaß machte oder Streiche spielte und die anderen mitzog. Isabell schien leicht lenkbar zu sein, sie kannte die Therapiesituation bereits, da bei ihr schon im Vorschulalter eine partielle Dyslalie behandelt worden war.

Diese Gruppenbildung ergab sich, da alle Kinder zur gleichen Zeit zur Untersuchung gekommen waren. Günstig für die Gruppe schienen uns das annähernd gleiche Alter und die ähnlichen mentalen Voraussetzungen zu sein. Den verschiedenen Arten des Sigmatismus maßen wir wenig Bedeutung bei. Allerdings differierte der artikulatorische Leistungsstand der Kinder: Reinhard konnte bereits isoliert, mit Konzentration und viel Stimulation das korrekte **s** bilden.

Nach der fünften Therapiestunde zeigte sich, daß die Gruppe auf diese Art nicht weitergeführt werden konnte. Der Leistungsstand der drei war zu unterschiedlich geworden und die Bedürfnisse so verschieden, daß ich zu Einzeltherapien überging. Innerhalb kurzer Zeit festigte sich dann die richtige S-Laut-Artikulation bei Andreas und Reinhard, Isabells laterale S-Bildung erfuhr keine Veränderung.

An diesem Beispiel ist zu sehen, daß sowohl Einzel- als auch Gruppentherapien Vor- und Nachteile aufweisen. Wichtigstes Kriterium bei der Zusammenstellung solcher Dyslaliegruppen scheint uns der mentale und wahrnehmungsmäßige Stand zu sein, wobei natürlich die emotionalen Bedürfnisse der Kinder immer Berücksichtigung finden müssen. Das Lerntempo sollte nicht zu unterschiedlich sein. Macht sich nämlich Langeweile auf der einen und Überforderung auf der anderen Seite breit, bricht eine Gruppe leicht auseinander.

Erste Stunde

Anwesend: Andreas, Isabell, Reinhard
Stundenthema: Kontaktaufnahme, Hinführen zum Hören des Lautes s

1. Unsere Namen
Ziel: Die Kinder sollen ihre Namen kennenlernen.
Vorgehensweise: Ein Kind rollt einem anderen, dessen Namen es kennt, den Ball zu, indem es seinen Namen nennt. Kennt es keinen Namen oder will es einen bestimmten wissen, fragt es beim Zurollen: Wie heißt du?
Begründung: Sprechangst wird durch Handeln weitgehend vermieden. Der Ball, der in dieser Stunde eine wichtige Rolle spielt, wird als Medium eingeführt.

2. Eine gemeinsame Geschichte
Ziel: Die Kinder sollen Spaß am Sprechen und Mitteilen bekommen und ihre anfängliche Redescheu überwinden.
Vorgehensweise: Wieder wird der Ball von einem zum anderen gerollt und jedes Kind sagt dabei ein (syntaktisch passendes) Wort, so daß eine lustige Geschichte entsteht.
Begründung: Der fließende Übergang zu mehr Sprechproduktion verbindet sich mit einem besseren Kontakt zueinander, indem gemeinsam etwas erarbeitet wird.

3. Wer findet das s?
Ziel: Hören des s im Wort.
Vorgehensweise: Der Ballroller sagt ein Wort, und der Ballempfänger muß hören und entscheiden, ob sich darin ein s befindet. Ist dies der Fall, so darf er mit einem anderen Ball weiterrollen.
Begründung: Weitgehende Selbstbestimmung der Kinder. Sie sollen erst auf den Laut aufmerksam gemacht werden und ihn identifizieren können, bevor sie ihn später durch den Standardlaut ersetzen.

4. „Kopf und Schwanz" (nach Van Riper)
Ziel: Die Kinder sollen das **s** grob lokalisieren lernen.
Vorgehensweise: Der Therapeut rollt einem Kind den Ball zu und sagt dabei eine Silbe oder ein kurzes Wort, das entweder mit **s** *anfängt* („Kopf") oder mit **s** *aufhört* („Schwanz"). Erkennt das Kind das **s** vorne, schüttelt es den Kopf, und bei dem **s** hinten wackelt es mit dem Po.
Begründung: Diese Übung gibt den Kindern wieder mehr Gelegenheit, sich zu bewegen. Meist machen alle mit. Die Lokalisation ist wichtig, damit später der Laut entsprechend eingesetzt werden kann.

Zweite Stunde

Anwesend: Andreas, Isabell, Reinhard
Stundenthema: Phonemdiskrimination

1. Der stumme Clown „spricht"
Ziel: Förderung der Mundmotorik und Kinästhetik durch die überdeutliche mimische Beteiligung. Bildung und Förderung der medialen Zungenrinne durch das Spiel mit dem Röhrchen. Förderung der Beobachtungsgabe und Erziehung zur Kontrolle des Mundbildes.
Vorgehensweise: Zur Einführung darf jeder einen Laut äußern und alle versuchen zu beschreiben, wie er gebildet wird, und was man dabei sehen kann. Dann rollt der Ball zu einem Kind, das ohne Stimme einen Laut bildet. Hat der Absender des Balles den Laut identifiziert, darf er eine Erbse mit dem Röhrchen ansaugen und aus der Schale holen. Kann er den Laut nicht erkennen, rollt der Ball zurück und ein anderes Kind wird angespielt.
Begründung: Kommunikation soll gleichzeitig mit Übungen für den Einzelnen gefördert werden.
Material: Ball, Erbsen in einem Schälchen, Trinkröhrchen mit verschiedenen Durchmessern.

2. Unsere Phantasiegeschichte
Ziel: Aus Wörtern das s heraushören. Bildung der medialen Zungenrinne, Förderung des auditiven Gedächtnisses.
Vorgehensweise: Der Ball rollt wieder von Spieler zu Spieler, immer mit einem neuen Wort. Die Wörter ergeben eine Phantasiegeschichte. Ist in einem Wort ein s enthalten, darf das angespielte Kind eine Erbse aus dem Schälchen saugen.
Bemerkung: Das Setting bleibt unverändert, eine Regel aus der vorherigen Stunde wird dazugenommen, so daß nur die Kombination neu ist.

3. Dirigent und Orchester
Ziel: Phonemdiskrimination dreier ähnlich klingender Laute.
Vorgehensweise: Jedes Kind bekommt einen Klangstab, der einen Namen hat: **f, s, w.** Der Therapeut – und dann später die Kinder – ist der Dirigent und gibt an, welches Instrument drankommt, sagt also einen der drei Laute.
Begründung: Im Rollenspiel und in einer angenehmen Rolle ist der expressive Teil versteckt. Soll die auditive Merkfähigkeit geschult werden, spielt ein Kind auf mehreren Klangstäben.
Material: Klangstäbe, Klöppel.

Dritte Stunde

Anwesend: Andreas, Isabell, Reinhard
Stundenthema: Geräusch- und Phonemdiskrimination

1. Was ist das, was ich höre? (Vopel 1977)
Ziel: Einführung der geräuschbeschreibenden Begriffe.
Vorgehensweise: Die Kinder sitzen mit geschlossenen Augen im Kreis auf dem Boden. Ein Kind steht auf, klopft dreimal an einen Gegenstand. Die anderen Kinder öffnen die Augen und raten, was für ein Gegenstand das war. Dann wird besprochen, wie sich das Geräusch angehört hat: hoch oder tief? Kurz oder lang? Hell oder dunkel?
Begründung: Zu Beginn der Stunde Hinführung zur auditiven Aufmerksamkeit. Die beschreibenden Termini sollen geläufig sein, wenn später Sprechlaute beschrieben werden sollen.

2. Himmel und Erde
Ziel: Tonhöhenunterscheidung hoch – tief.
Vorgehensweise: Wie oben, nur klopft das Kind jetzt an zwei verschiedene Gegenstände und läßt heraushören, welcher höher (Himmel) und welcher tiefer (Erde) klang.
Begründung: Bei der falschen **s**-Bildung fehlen in der Regel die oberen Frequenzen, daher muß das Kind sie besonders beachten lernen.

3. Fratzen schneiden
Ziel: Identifikation des falschen und richtig gebildeten **s**.
Vorgehensweise: Der Therapeut rollt einem Kind den Ball zu und artikuliert zuvor ein richtiges oder falsches **s**. Identifiziert das Kind den Laut als richtig, so klatscht es, ist der Laut falsch, darf es dem Therapeuten eine Fratze schneiden.
Begründung: Eine Spielform aus den letzten beiden Stunden wird variiert,

das falsche **s** mit einem aversiven Reiz belegt, welcher gleichzeitig eine Übung für die Gesichtsmotorik darstellt. Dieser dritte Schritt führt von der Grobmotorik (Herumlaufen) zur Feinmotorik im Gesichtsbereich. Die meisten Kinder schneiden gerne Faxen. Bei Bedarf kann der Laut prolongiert werden, damit er leichter identifiziert werden kann.

4. Hör, wann darf ich würfeln?
Ziel: Das korrekte **s** soll identifiziert werden, die Übergänge von falsch nach richtig sollen bewußt werden.
Vorgehensweise: Der Therapeut rollt einem Kind den Ball zu, prolongiert dabei ein falsches **s**, das langsam richtig wird. Hört das Kind den richtigen Laut, ruft es „stop" und darf würfeln. Je nach Würfelzahl nimmt es ein entsprechendes Kärtchen und führt die darauf dargestellte mundmotorische Übung durch.
Begründung: Nachdem in dieser Stunde das Merkmal Tonhöhe bereits eingeübt wurde und besondere Beachtung fand, wird es gleich bei dem zu korrigierenden Laut angewandt. Übungen der Mundmotorik sind in das Spiel eingeschlossen.
Material: Ball, Würfel, Tüten mit Kärtchen, auf denen verschiedene Mundmotorikübungen dargestellt sind. Die Zahlensymbole sind am herausragenden Teil erkennbar.

Bemerkungen zu dieser Stunde: Für die 4. Übung haben wir uns Zeit gelassen. Oft mußten die Geräusche wiederholt werden. Auch die Meinung der nicht direkt angesprochenen Kinder wurde erfragt. Andreas konnte sich nicht entschließen, eine Fratze zu schneiden, dafür verbalisierte er. Er hatte bei dieser Übung ganz unerwartete Schwierigkeiten, wirkte insgesamt gehemmt. Die beiden anderen Kinder hingegen konnten nicht genug kriegen, jeder machte bei den Übungen der anderen mit.

Vierte Stunde

Anwesend: Reinhard, Isabell
Stundenthema: Hören und Beschreiben, Kinästhetik und Motorik

1. Hören und Beschreiben
Ziel: Beschreibung von Geräuschen und deren Identifikation.
Vorgehensweise: Die Geräusche auf der Kassette bzw. Schallplatte werden einzeln abgespielt und sollen von den Kindern beschrieben werden.
Begründung: Wieder werden die Kinder zu Beginn der Stunde auf auditive Reize eingestimmt; eine Festigung der zu beschreibenden Bezeichnungen soll erreicht werden.

Material: Tonträger des Spiels „Hör, was ist das?“, Plattenspieler bzw. Kassettenrecorder.
Bemerkung: Die zu dem Spiel gehörenden Bilder wurden weggelassen, um die Kinder so stark wie möglich den auditiven Eindruck erleben zu lassen. Vor allem die Polaritäten hoch – tief, laut – leise, hell – dunkel, kurz – lang, schrill – dumpf fanden Beachtung. Bei Bedarf wurde ein Geräusch wiederholt dargeboten. Widerspruch und Bedenken des Therapeuten veranlassen die Kinder zu exakterem Hören.

2. Wettrennen
Ziel: Ausgleich zur ersten Übung, Entspannung.
Vorgehensweise: Wir laufen um die Wette, ca. 50 m.
Begründung: Die erste Übung hat die Kinder sehr einseitig gefordert und sie zum Stillhalten und zur Aufmerksamkeit gezwungen. Bevor die nächste aufmerksamkeitsfordernde Übung durchgeführt werden kann, brauchen sie Gelegenheit, sich körperlich auszutoben.

3. Laute spüren
Ziel: Sensibilisierung für und Beschreibung von Zungenbewegungen und -stellungen.
Vorgehensweise: Wir sitzen im Kreis. Der Ball wird mit einem Laut zum Partner gerollt. Dieser muß nun beschreiben, wie dieser Laut gebildet wird, d.h. wie die Mund- und Zungenstellung ist, ob es im Kehlkopf vibriert usw.
Begründung: Bevor das **s** angebahnt wird, muß das Kind wissen und gespürt haben, daß und auf welche Weise verschiedene Laute unterschiedlich gebildet werden.
Bemerkung: Die Kinder rollten dem Therapeuten den Ball beim **s** zu, so daß dieser schon jetzt die Bildung des Lauts beschreiben konnte. Alle Kinder im Kreis probierten sämtliche Laute mit. Beim **k** wurde ein Spiegelbild benötigt. Der Jüngste, Andreas, fehlte. Dadurch steigerte sich das Lerntempo, denn die Anweisungen wurden schneller verstanden und umgesetzt.

Fünfte Stunde

Anwesend: Andreas, Isabell, Reinhard
Stundenthema: Fremd- und Eigenhören im **s**-Lautbereich

1. In der Schule
Ziel: Überprüfung des bisher Gelernten.
Vorgehensweise: Der Therapeut ist der „Lehrer“ und fragt die Kinder, ob (a) in dem von ihm genannten Wort ein **s** enthalten ist, (b) wo es sich befindet und (c) ob die Kinder einen vorgegebenen Laut beschreiben können.

Begründung: Bevor die expressive Phase beginnt, müssen die Kinder die rezeptiven Aufgaben beherrschen.
Bemerkung: Allen drei Kindern gelangen (a) und (b) gut. Bei (c) gab es noch Schwierigkeiten, wie z.B. die Anspannung der Lippen oder die Lage der Zunge zu spüren.

2. Durchstreichspiel
Ziel: Die Kinder sollen unbeschwert Möglichkeiten ausprobieren, wie ein **s** gebildet werden kann. Sie sollen richtige und falsche Produktionen unterscheiden lernen.
Vorgehensweise: Wir sitzen um den Kassettenrecorder und sprechen nacheinander die verschiedensten **s**-Laute auf Band. Anschließend werden sie abgehört und als richtig und falsch identifiziert. Jedes gehörte **s** wird einem graphischen **s** auf einem vorbereiteten Blatt mit vielen **s**-Reihen zugeordnet. Ein richtiger Laut wird eingekreist, ein falscher durchgestrichen.
Begründung: Die Aufgabe ist zwar sehr komplex, ergibt jedoch eine gute Kombination zwischen Lauthören und Lautproduktion in angstfreier Atmosphäre. Falsche **s** erhalten durch das Durchstreichen einen aversiven Charakter.
Material: Kassettenrecorder und Kassette, pro Kind ein Blatt Papier mit ca. 50 **s** darauf, Bleistifte.
Bemerkung: Nachdem der Therapeut merkte, daß sehr viele falsche **s** gebildet wurden, beteiligte er sich stärker mit korrekten **s**-Lauten. Da die Kinder sehr schnell und lebhaft gesprochen hatten, kamen sie bei der Notation kaum mit. Man sollte bei der Aufnahme längere Pausen einbauen und mehr strukturieren, oder aber nur die korrekten **s** anstreichen lassen.

3. Wir machen etwas mit dem s
Ziel: Modifikation der Übung 2, Wiederholung.
Vorgehensweise: Wie Übung 2, nur wird langsamer gesprochen und dabei mehr auf die jeweilige Lautbildung geachtet. Das Notationsverfahren fällt weg.
Begründung: Die Kinder hatten an der Übung 2 viel Spaß und wollten sie wiederholen. Die Modifikation erwies sich als sehr günstig.
Bemerkung: Mit den Kindern und danach mit den Müttern wurde besprochen, daß Andreas Einzeltherapie haben sollte. Er hatte geäußert, es ginge ihm in der Gruppe zu schnell.

Sechste Stunde

Anwesend: Isabell, Reinhard
Therapiestand: Reinhard spricht das **s** korrekt in der Übungssprache. Isabell hat weder „Key-Wörter“ noch gelingt ihr der Laut isoliert. Bei Andreas finden sich einzelne Key-Wörter, aber noch keine richtige isolierte **s**-Bildung.

1. Zungenturnen
Ziel: Funktionstüchtigkeit der Zunge.
Vorgehensweise: Nach Anweisung werden Zungenübungen durchgeführt, die für die Bildung bzw. Korrektur des s-Lautes wichtig sind. Ein Handspiegel dient als Hilfe.
Aufgaben: Zungenröllchen, Zungenschale, Zunge abwechselnd breit und spitz machen.
Begründung: Besonders Isabell hat noch Schwierigkeiten, ihre Zungenlage und -stellungen willentlich zu beeinflussen.

2. Kannst du es auch?
Ziel: Hörtraining und Übungen zur Kinästhetik für Reinhard, üben und Rückkopplung für Isabell. Indem Reinhard korrigiert wird, erhält Isabell Informationen über ihre Lautbildungsmuster.
Vorgehensweise: Isabell produziert s-Laute, Reinhard versucht, diese möglichst exakt nachzusprechen.
Begründung: Der Stand der beiden bei den Lautproduktionen divergiert sehr, daher müssen wir Aufgaben finden, die beide weder über- noch unterfordern und besonders Isabell nicht entmutigen.

3. Schiedsrichter
Ziel: Hörübungen für Reinhard, Übungs- und Experimentiergelegenheit für Isabell.
Vorgehensweise: Isabell produziert weiterhin isolierte s. Auf einer vorgezeichneten Leiter schiebt Reinhard einen Muggelstein je nach Güte des Lautes auf und ab.
Begründung: Von der unbewerteten s-Lautproduktion wird der Schritt zur bewerteten nötig, um auch kleine Veränderungen für Isabell sichtbar zu machen.
Bemerkung: Da kaum Konkurrenz zwischen beiden Kindern besteht, kann die Bewertung versucht werden. Es zeigt sich, daß Isabell hier sehr wenig Variationsmöglichkeiten findet – das Spiel wird rasch beendet.
Material: Darstellung einer Leiter, ein Muggelstein.

Andreas allein:

1. Lautanbahnung
Ziel: Mundmotorik und Anbahnung des Standardlautes.
Vorgehensweise: Beim Breitziehen des Mundes wird Andreas aufgefordert, seitlich auf die Zungenränder zu beißen, dann geräuschvoll durch den Mund zu atmen.
Begründung: Die Einzelsitzungen geben Andreas mehr Ruhe und Sicherheit, daher kann die Anbahnung des Lautes versucht werden.
Bemerkung: Diese Anweisung führte zum klanglich korrekten s, das auch prolongiert und wiederholt werden konnte.

2. Ein Tausch
Ziel: Artikulatorische Festigung des Standardlautes mit Eigen- und Fremdhören.
Vorgehensweise: Andreas bietet seine **s** an, und für jedes, das richtig ist, bekommt er einen Muggelstein in seine „Sparflasche". Dann muß er selbst hören und beurteilen, ob er einen Muggelstein verdient hat. Danach hört er sich die **s** des Therapeuten an und entscheidet, ob dieser die Belohnung dafür bekommen soll.
Begründung: Andreas wirkt so stabil, daß seine inzwischen zahlreich auftretenden korrekten **s** isoliert verstärkt produziert werden können, ohne zu riskieren, daß er den Mut verliert oder sprechunlustig wird.
Bemerkung: Andreas beherrschte seine Mundmotorik und die angestrebte Zungenlage sehr schnell und hörte alle fehlerhaften Zischlaute des Therapeuten. Er bekam ein Schulheft, in dem notiert wurde, daß er das **s** jetzt bilden könne. In dieses Heft sollte er auch eintragen, wie oft er täglich geübt hatte. Die Anzahl der Übungen wurde nicht vorgegeben, darüber sollte er selbst entscheiden.

Nach dieser Stunde folgten weitere Einzeltherapien bei Andreas, und auch Isabell erhielt eine Einzelbehandlung. Die nächste Stufe fiel für Reinhard aus, da er den erwünschten Stand schon erreicht hatte.

Siebente Stunde
Einzeltherapie Isabell

1. Lautanbahnung
(a) Mundmotorik
Ziel: Die Zunge soll in eine Stellung gebracht werden, in der der Luftstrom nicht mehr seitlich austreten kann.
Vorgehensweise: Vor dem Spiegel wird besonders das Lockern und Breitziehen der Zunge geübt.
Begründung: Isabell muß sich noch sehr konzentrieren, um ihre Zunge in die passende Lage zu bringen.

(b) Mundmotorische **s**-Muster
Ziel: Einüben und Bewußtmachen der Artikulationsstellung.
Vorgehensweise: Isabell wird angehalten, die Zunge breit zu machen, seitlich draufzubeißen, die Zungenspitze vorne leicht zurückzuziehen und ruhig ein- und auszuatmen. (In dieser Stellung gelingt das Standard-**s**).
Begründung: Die fehlerhafte **s**-Bildung scheint wirklich nur ein motorisches Problem zu sein.
Bemerkung: Die Schwierigkeit wurde größer, wenn Isabell an das zu produ-

zierende **s** dachte. Dann rutsche die Zunge wieder zurück und seitlich von den Rändern weg – es entstand wiederum eine laterale s-Bildung.

2. Lautproduktion s und Eigenhören
Ziel: Festigung des gelernten motorischen Musters; Selbsteinschätzung und Fremdbeurteilung.
Vorgehensweise: Isabell spricht – wie geübt – ein isoliertes **s** und soll dann auf der **s**-Leiter (siehe sechste Stunde) beurteilen, wie nah/weit dieses vom Standardlaut entfernt ist. Anschließend übernimmt der Therapeut die Beurteilung.
Bemerkung: Sobald sich Isabell um ein korrektes **s** bemühte, bekam sie Grübchen, d.h. die oralen Ringmuskeln spannten sich an, die Zunge rutschte wieder aus ihrer „Halterung". Mit Hilfe des Spiegels konnte sie sich oft kontrollieren und damit Einfluß auf die Lautbildung nehmen. Sie beurteilte ihre **s** überkritisch, neigte dazu, zu schnell vorzugehen, so daß die Bewegungsmuster, die noch nicht gefestigt waren, wieder verlorengingen. Ein willkürliches Standard-**s** konnte noch nicht erreicht werden. Isabell sollte zu Hause üben, die Zunge breit zu machen.

Einzeltherapie Andreas
1. Überprüfung des Standes
Ziel: Bevor weitergeübt werden kann, muß der derzeitige Stand kontrolliert werden.
Vorgehensweise: Andreas wird aufgefordert, zu zeigen, was er zuhause geübt hat. Der Therapeut ersieht aus den Notizen im Heft, wie häufig die Übungen durchgeführt worden waren.
Bemerkung: Andreas kann den Laut ohne Zögern isoliert produzieren. Er hatte ihn zweimal täglich 10 bis 15 mal geübt.

2. Festigung durch Prolongieren
Ziel: Festigen des Lautbewegungsmusters durch Prolongieren.
Vorgehensweise: Andreas artikuliert so lange wie möglich das **s**. Beim Einsetzen des Lautes setzt er das Wasserspiel durch Knopfdruck in Bewegung. (Ein durchsichtiger Plexiglasbehälter, in dem sich Wasser und kleine Kugeln oder Ringe befinden. Diese werden durch Knopfdruck aufgewirbelt und sollen in die dafür vorgesehenen Behälter schwimmen.) Andreas drückt so lange, wie er das **s** auf einen Atem richtig sprechen kann. Die in dieser Zeit gewonnenen Ringe/Kugeln werden gezählt und laut verkündet.
Begründung: Die Wasserspiele liebt Andreas besonders.
Bemerkung: Andreas' Frustrationstolereranz war sehr gering; er neigte dazu, aufzuhören, wenn er einmal weniger geschafft hatte. Er gibt an, auch weiter-

hin in der Einzeltherapie bleiben zu wollen, wo er die Möglichkeit bekommt, frei zu spielen, was für ihn sehr wichtig zu sein scheint. Als Hausaufgabe soll er wieder aufschreiben, wie oft er den Einzellaut zu Hause geübt hat.

Achte Stunde

Einzeltherapie Isabell

1. Lautanbahnung
Ziel: Intensivierung der Anbahnung.
Vorgehensweise: Entsprechend der letzten Stunde, jedoch mit verstärkter optischer Kontrolle der Mundmuskulatur durch den Spiegel.
Begründung: Isabell soll nicht durch andere Anbahnungsmöglichkeiten verwirrt werden, deshalb erhält sie Gelegenheit, an dem, was sie schon ein wenig kann, weiterzuarbeiten.
Bemerkung: Mit der Zeit gelang der Laut korrekt, auch dann, wenn Isabell an das s dachte.

2. Lautfestigung
Ziel: Festigung des angebahnten Standardlautes.
Vorgehensweise: Isabell sucht sich eine Muggelsteinfarbe aus und bestimmt mit der Anzahl der in dieser Farbe vorhandenen Steine, wie oft sie das s produzieren will.
Begründung: Isabell soll den Umfang ihrer Übung selbst bestimmen können, da so viele andere Variablen vom Therapeuten vorgegeben sind.
Bemerkung: Am Ende der Stunde konnte der noch unsichere Laut immer wieder vorsichtig produziert werden. Wir kamen überein, daß Isabell zu Hause üben und die zeitlichen Abstände zwischen den Therapien größer werden sollten, da sie einen weiten Anfahrtsweg hat.

Einzeltherapie Andreas

1. Wettlauf
Ziel: Willentliche Produktion von richtigem und falschem s.
Vorgehensweise: Zwei Spielsteine laufen, vom Würfel gesetzt, über einen Spielplan, auf dem sich blaue und rote Punkte abwechseln. An einem blauen Punkt spricht man ein richtiges, bei einem roten Punkt ein falsches s.
Begründung: Das Bewußtmachen der unterschiedlichen Produktion trägt zur kinästhetischen und auditiven Unterscheidung bei.
Material: Selbstgebastelter Spielplan, Spielsteine, Würfel.

2. Wortebene, Vorbereitung der Hausaufgaben
Ziel: **s** initial und medial auf Wortebene.
Vorgehensweise: Ein Blatt, auf dem die Dinge mit Initial-**s** dargestellt sind, wird von Andreas „vorgelesen“ und da er keine Sprechschwierigkeiten hat, ins Heft geklebt, um die Begriffe zu Hause wiederholen zu können. Ein weiteres Blatt mit Wörtern, bei denen **s** sich medial befindet, wird dazugenommen und ebenfalls ins Heft geklebt.
Begründung: Da Andreas schnell auf Wortebene gekommen ist, lassen wir die Silbenebene aus.
Bemerkung: Da Andreas mit seiner Mutter erfolgreich übte, wurde vorgeschlagen, die nächste Therapie erst in 14 Tagen durchzuführen, was von der Mutter gerne angenommen wurde.

Neunte Stunde

Einzeltherapie Isabell
Stand: Die Mutter erzählt, daß sie infolge verschiedenster Umstände nicht zum Üben gekommen seien.

1. Überprüfung, inwieweit das s noch korrekt artikuliert werden kann
Ziel: Wiederholung.
Vorgehensweise: Es wird nochmals erklärt, wie das **s** gebildet wird, dann soll es produziert werden.
Begründung: Da zu Hause nicht geübt worden war, ist es fraglich, inwieweit der Laut noch produziert werden kann.
Bemerkung: Isabell kann den Laut bilden, aber er kommt sehr schwach und kurz. Forciert sie ihn, bleibt die Zunge nicht locker und die Bildung erfolgt wieder lateral.

2. Überprüfung des sch
Ziel: Überprüfung der **sch**-Artikulation.
Vorgehensweise: Es wird erklärt, wie das **sch** gebildet wird und zum Nachsprechen aufgefordert.
Begründung: Da Isabell von den relativ erfolglosen Versuchen zur **s**-Bildung frustriert schien, wird ihr das **sch** angeboten, das eine etwas gröbere Artikulationsbewegung erfordert. Falls dieser Laut leichter für sie auszusprechen ist, soll mit diesem weitergeübt werden.
Bemerkung: Der Klang des **sch** war lateral, obgleich sich durch Klopfversuch und Phonendoskop keine Lateralität feststellen ließ. Dennoch kam der Standardlaut zustande. Isabell wurde gelobt, und sie benötigte einige Zeit, zu erkennen, was sie anders machte beim korrekten Laut: Die Zunge zog sich ein klein wenig mehr nach hinten. Sie entschied sich, lieber das **sch** zu üben als das **s**.

Einzeltherapie Andreas
Stand: Andreas kann mit etwas Konzentration und Selbstkontrolle Wörter mit **s** richtig sprechen.

1. Die Hausaufgaben
Vorgehensweise: Andreas liest mir die Blätter vor.
Begründung: Er las teilweise so schnell, daß er nicht mehr auf die **s**-Bildung achten konnte, besonders die **s** in der Mitte waren schwierig.

2. Neue Hausaufgaben
Vorgehensweise: Wir besprechen zwei weitere Arbeitsblätter, die eingeklebt werden. Er kann mit den dargestellten Bildchen kleine Sätze mit korrektem **s** bilden.
Bemerkung: Andreas war sehr spielhungrig und unruhig. Diesem Drang gab ich nach und wir vereinbarten, daß in der nächsten Stunde eine Uhr zeigen wird, wie lange gearbeitet und wie lange gespielt werden soll.

Einzeltherapie Reinhard
Stand: Beim langsamen Sprechen wird das **s** immer korrekt gebildet.

1. Lesen
Ziel: Überprüfung und Festigung des **s** in anderen, schwierigeren Bereichen.
Vorgehensweise: Reinhard liest aus den logopädischen Heften vor und berichtet anschließend über den Inhalt.
Bemerkung: Reinhard hatte keine Schwierigkeiten mit dieser Übung. Er soll angeben, bei welchen Lauten er noch Schwierigkeiten habe und gibt **sch** und **ts** an. Diese Aussage widerlegt er gleichzeitig, indem er schwierige Zungenbrecher mit diesen Lauten zwar langsam, aber phonetisch ganz richtig ausspricht.

2. Geburtstagsgeschenke
Ziel: Auditive Differenzierung zwischen **sch** und **s**.
Vorgehensweise: Die Jungen Jean und Sven (**sch** und **s**) auf den Bildtafeln haben Geburtstag. Die dazugehörigen Kärtchen sind die Geschenke mit initialen **sch** und **s** für Jean und Sven.
Begründung: Die Möglichkeit, ob Reinhards Schwierigkeiten vielleicht im rezeptiven Bereich liegen könnten, soll überprüft werden.
Material: Sprechlernspiel von Otto Maier, Ravensburg.
Bemerkung: Es tauchten leichte Schwierigkeiten auf: **Sch**ocken oder **S**ocken?

Zehnte Stunde

Andreas: Er leiert die Hausaufgaben herunter, teilweise sehr schnodderig, läßt sich aber wieder „einfangen". Die anderen Zischlaute werden ebenfalls überprüft und Andreas möchte gerne **ts** üben. Wir probieren, und es gelingt so gut, daß er noch ein Arbeitsblatt mit nach Hause nehmen kann.

Die Einführung der großen Uhr hat sich bewährt. Er ist zwar immer noch ungeduldig in der Arbeitsphase, akzeptiert sie aber letztendlich. Da die Mutter weiterhin mit ihm übt und auch von annähernd „normalem" Sprechen berichtet (owohl auch der Vater das **s** lateral bildet), vereinbaren wir nur noch Kontrolltermine.

Reinhard: Die Mutter ruft an und berichtet, daß keine Schwierigkeiten mehr festzustellen seien, und daß wir die Therapie beenden könnten.

Isabell: Isabells Mutter meint, sie würde sich wieder melden, wenn der isolierte **sch**-Laut sicher gelingt.

Kontrolluntersuchung/telefonische Befragung (6 bis 8 Monate später): Andreas hat keine artikulatorischen Schwierigkeiten mehr. Isabell spricht die Zischlaute nach wie vor lateral, jedoch stört sich keiner mehr daran. Reinhard hat so vorbildhaft auf seinen älteren Bruder gewirkt, daß auch dieser inzwischen kein nasales **s** mehr aufweist.

*2. Die Myofunktionelle Therapie (MFT)**

Seit 80 Jahren existiert der Begriff „Myofunktionelle Therapie" (Berndsen 1991), aber erst in den letzten 20 Jahren hat die Methode an Bedeutung gewonnen. Es handelt sich bei der Myofunktionellen Therapie (MFT) um eine Behandlungsmethode, deren Ziel primär die Herstellung einer Muskelbalance innerhalb der Kau-, Schluck- und Gesichtsmuskulatur ist. Während bei physiologischer Funktion und Sensibilität im orofazialen System ein Gleichgewichtsverhältnis herrscht, das die Entwicklung des Kieferknochens und die Zahnstellung günstig beeinflußt, liegt bei der Myofunktionellen Störung (MFS) eine Dysbalance vor, auf die die beteiligten Muskelkräfte kompensatorisch reagieren. Die primären und sekundären orofazialen Funktionen wie Kauen, Schlucken, Atmen, Haltung, Mimik und Sprechen (Hahn 1989) können beeinträchtigt sein.

Orofaziale Dyspraxien treten häufig nicht isoliert auf, sondern gehen im Sinne einer sensorischen Integrationsstörung mit einer grobmotorischen Dyspraxie einher. Sie sind also nur Teil des ganzkörperlich gestörten Gleichgewichts (Padovan 1982).

---

* Der Beitrag über die „Myofunktionelle Therapie" wurde von *Barbara Lleras* verfaßt.

Eingesetzt wird die MFT vor allem als unterstützende Maßnahme in der Zahn- und Kieferheilkunde zur Korrektur von Zahn- und Kieferanomalien sowie zur Vermeidung von Rezidivbildungen nach kieferorthopädischen Behandlungen, in der Rehabilitation (z. B. bei Dysarthriepatienten), in der Neuropädiatrie (z. B. der Behandlungsansatz für Morbus-Down-Kinder: die orofaziale Regulationstherapie nach Castillo Morales), in der HNO-Heilkunde und in der Logopädie und Sprachheilpädagogik im Rahmen der Dyslalietherapie.

a) Ursachen

Neurologische Störungen und Erkrankungen
Die angeborene orofaziale Fehlfunktion gehört zum Erscheinungsbild von Morbus Down und Cerebralparesen, aber auch neurologische Erkrankungen (z. B. Dysarthrien) führen zu orofazialen Funktionsstörungen.

Gesichtsmißbildungen
Bei angeborenen Gesichtsmißbildungen, z. B. Lippen-Kiefer-Gaumen-Spalten, ist die Muskelfunktion der Zunge, der Lippen und des Gaumens fast immer gestört (Wohlleben 1987).

Flaschenernährung
Als eine der Hauptursachen für ein orofaziales Muskelungleichgewicht wird die unzureichende oder fehlerhafte Aktivität der Zungen-, Kiefer- und Gesichtsmuskulatur bei der Flaschenernährung betrachtet. Anders als bei der Brustwarze reicht der lange Flaschensauger fast bis zum Zäpfchen, so daß der Säugling nur schlucken, aber nicht saugen muß. Während beim Stillen die Lippen die Brustwarze eng umschließen, bleiben sie bei der Flaschenernährung inaktiv (Kittel/Jenatschke 1984).

Milchfluß
Auch ein extrem starker Milchfluß kann bewirken, daß sich ein gestörtes Schluckmuster entwickelt: Der Säugling lernt nicht, kräftig zu saugen und seine Zunge zu trainieren, weil ihm die Milch förmlich in den Rachen schießt.

Orale Habits
Schon Embryos lutschen. Der Nahrungs- und Lutschtrieb ist angeboren, wobei Lutschen sowohl das Hungergefühl als auch das Lustgefühl befriedigt und selbst nach Sättigung als Bedürfnis bestehen bleibt (Hahn 1988). Daumen, Finger oder Bettzipfel trösten und beruhigen. Die meisten Kinder geben die Habits mit 4 bis 5 Jahren auf oder kehren nur bei Angst oder Müdigkeit kurzfristig darauf zurück.

Als neurophysiologischen Erklärungsversuch beschreibt Müssig (1991), daß Kinder mit einer verzögerten neuromuskulären Entwicklung häufig habituell offene Mundhaltung, geringen Gesamttonus und leichte Beugehaltung von Kopf, Schultern und Nacken zueinander zeigen. Das bestehende Mißverhältnis zwischen den Druckverhältnissen außerhalb und innerhalb des Mundes versucht das Kind durch den Abschluß des Mundes von außen (mit dem Daumen) auszugleichen. Lutsch- und Beißgewohnheiten, z. B. Daumen-, Finger-, Bettzipfellutschen, sowie Nägelkauen und Zähneknirschen gehören zu den oralen Habits. Hahn (1988) bezieht auch die Mundatmung mit ein. Padovan (1976) beschreibt das Zähneknirschen als Folge einer motorischen Koordinationsstörung der Kaumuskulatur. Sowohl Lutsch- als auch Beißgewohnheiten können Teil der normalen Entwicklung, aber auch Hinweis auf einen Konflikt sein. Werden sie bis ins Schulalter beibehalten, führen sie häufig zu Kiefer- und Zahnstellungsanomalien. Durch ständiges Daumenlutschen wird der Mundraum verkleinert, und wechselseitige pathologische Berührungsinformationen geben der Zunge den Bewegungsimpuls nach unten und vorn anstatt korrekterweise nach oben und hinten.

b) Der Schluckvorgang

Am Schluckvorgang sind vor allem folgende Muskeln beteiligt:

- die vom Unterkiefer, Zungenbein und Gesichtsskelett entspringenden äußeren Zungenmuskeln,
- die inneren Zungenmuskeln, die hauptsächlich der Verformung des Zungenkörpers dienen,
- die Kaumuskulatur (u. a. M. masseter und M. temporalis),
- die mimische Muskulatur (u. a. M. orbicularis oris),
- die Mundbodenmuskulatur.

Die Ruhelage der Zunge

Aus der Ruheposition der Zunge beginnt der Schluckvorgang. Die Lippen haben in Ruhe einen leichten Kontakt, so daß die Unterlippe die oberen Schneidezähne nur um ca. 2 mm überdeckt. Das vordere Drittel der Zunge berührt die Papilla inzisiva und der Zungenrücken den harten und weichen Gaumen, womit ein Ausgleich zwischen den inneren (Zunge) und äußeren (mimische Muskulatur) Muskelgruppen geschaffen wird (Padovan 1976).

Der korrekte Schluckvorgang

Bei einem korrekten Schluckvorgang sind die Lippen geschlossen. Es wird durch die Nase geatmet. Die Zahnreihen treten in Kontakt und die Kaumuskulatur wird aktiv. Der Mittelteil der Zunge hebt sich gegen den harten

Gaumen und der dadurch entstehende Unterdruck im Mundraum führt zum Transport von Flüssigkeit oder festem Speisebolus. Der hintere Teil der Zunge hebt sich gegen den weichen Gaumen, der sich reflektorisch spannt und den Nasen-Rachen-Raum abschließt. Gleichzeitig gibt die Lippenmuskulatur den Zähnen Halt. Bei korrektem Bewegungsmuster kommt es zu keiner Muskelanspannung des Kinnmuskels (M. mentalis).

Nach Garliner (1989) finden durchschnittlich 2000 Schluckakte innerhalb von 24 Stunden statt. Ressl (1986) mißt 600 bis 2000. Die Kraft von 1 bis 2 kg (Garliner) bzw. 1,5 kg bis 3 kg (Ressl), mit der die Zunge dabei jeweils gegen den Alveolarknochen drückt, wirkt sich formend auf den Gaumen aus und verbessert den Lymphfluß.

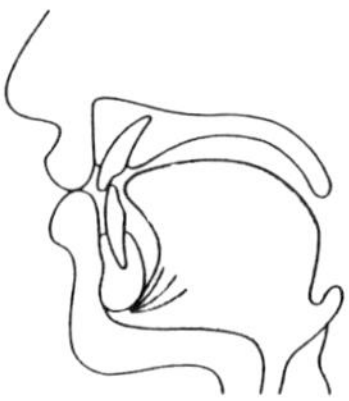

Zunge in Ruhestellung (aus: Garliner 1989).

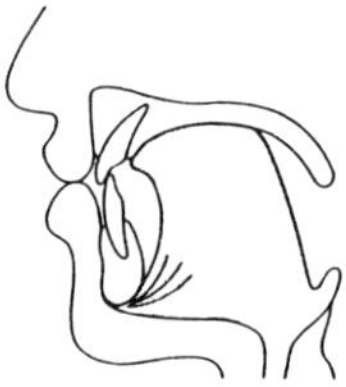

Lage der Zunge bei normalem Schluckvorgang (aus: Garliner 1989).

Der falsche Schluckvorgang

Beim falschen Schluckvorgang ist die orofaziale Muskulatur im Ungleichgewicht: Anstatt an den harten Alveolarknochen bewegt sich der vordere Teil der Zunge gegen oder zwischen die Frontzähne. Die Zungenränder drücken gegen oder zwischen die Seitenzähne. Der Zungenmittelteil hebt sich nicht an den harten Gaumen, sondern bleibt auf dem Mundboden. Die Lippen sind meist geöffnet, der Lippenringmuskel (M. orbicularis oris) ist hypoton und die Kaumuskulatur häufig inaktiv. Oft ist der M. masseter auf der Seite, auf der die Zunge bei einem lateralisierten Vorstoß mehr Kraft aufwendet, schwächer. Der Kinnmuskel wird kompensatorisch angespannt (Nadelkissenkinn).

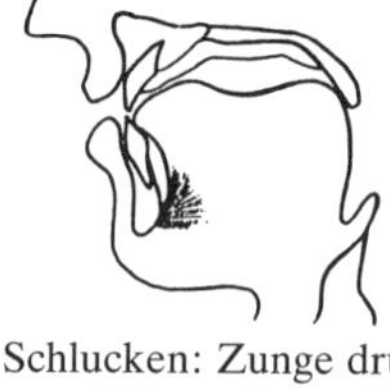

Falsches Schlucken: Zunge drückt gegen die unteren mittleren Schneidezähne (aus: Garliner 1989).

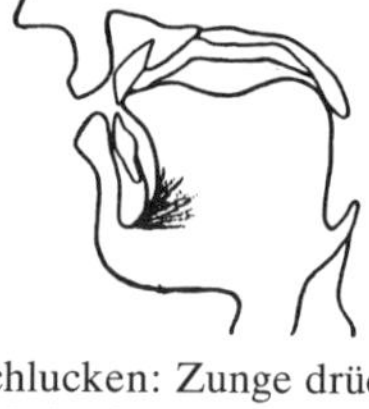

Falsches Schlucken: Zunge drückt gegen die oberen Schneidezähne (aus: Garliner 1989).

c) Erscheinungsbild der Myofunktionellen Störung

Da sich die orofazialen Funktionen wechselseitig beeinflussen, ist es ratsam, mit linearen Ursache-Wirkungs-Erklärungen vorsichtig umzugehen. Denn innerhalb des Bedingungsgefüges kann ein Symptom Resultat oder auch Ursache einer Funktionsstörung sein.

Das Kardinalsymptom der MFS ist der falsche Schluckvorgang (s. S. 70). Mitbetroffen sind häufig auch Form und Aussehen der Lippen (gerötet, verkürzte Oberlippe) und der Zunge (verkürztes Zungenbändchen, Eindrücke der Zähne an den Rändern). Ein Bündel begleitender bzw. bedingender Dysfunktionen ist charakteristisch für die Myofunktionelle Störung:

Lautfehlbildungen
Viele, wenn auch nicht alle Kinder mit einer Myofunktionellen Störung haben eine Artikulationsstörung. Am häufigsten treten Sigmatismen (interdental, addental, lateral) und Schetismen, aber auch multiple Interdentalität (d. h. zusätzliche interdentale Bildung der Alveolarlaute d/t/l/n) auf. Sehr häufig kommt es bei der Myofunktionellen Störung auch zur Lautersetzung der Konsonantenverbindungen dr und tr durch gr und kr (statt drei – grei, statt Treppe – Kreppe).

Eingeschränkte orale Wahrnehmung
Manche Kinder haben nicht nur motorische Probleme im orofazialen Bereich, sondern auch eine mangelhafte propriozeptive Wahrnehmung ihres Mundraums. Dreidimensionale Objekte können sie im Mund weder korrekt wahrnehmen noch differenzieren. Entsprechend ist auch ihr Lagegefühl für die Zunge oder die Berührungsverarbeitung des Lippenkontakts eingeschränkt.

Mundatmung oder offene Mundhaltung
Bei korrekter Zungenruhelage und bei geschlossenen Lippen wird durch die Nase geatmet, wobei die Luft angewärmt, befeuchtet und gereinigt wird. Die Nasenatmung ist bei Allergien und Wucherungen im Nasen-Rachen-Raum erschwert. Tonsillen und Adenoide können eine Vorwärtsverlagerung der Zunge bedingen und den Zungenvorstoß verstärken (Hahn 1988). Funktionskieferorthopäden gehen davon aus, daß Gaumen- und Rachenmandelschwellungen nicht Ursache der gestörten Funktion, sondern auf die Mundatmung und die mangelnde Nutzung der oralen Räume zurückzuführen sind (Herrmann 1973, 1985).

Hier läßt sich auch ein Bezug zu hypotoner Körperhaltung und eingeschränkter Zwerchfellfunktion herstellen. Häufig zu beobachten ist eine habituell bedingte Beibehaltung der Mundatmung bzw. der offenen Mundhaltung nach Entfernung der Adenoide. Die Freilegung der Atemwege allein genügt nicht; erst die Arbeit an der Funktion führt zu einer Veränderung des fehlerhaft eingeschliffenen Atemmusters (Padovan 1976).

Hypersalivation
Speicheln weist nicht unbedingt auf einen vermehrten Speichelfluß hin, sondern ist ein Indiz für die Schluckfehlfunktion, die zur falschen Fließrichtung des Speichels geführt hat (Speichellaufen).

Lymphödem
Aufgrund eingeschränkter orofazialer Funktionen kann es zum Mißverhältnis zwischen der Transportkapazität der Lymphgefäße und der Menge der anfallenden Lymphe kommen. Der mangelhafte Abtransport der lymphpflichtigen Last, besonders aus dem Kopfbereich, führt zu lymphödematösen Schwellungen, hauptsächlich in der Wangenschleimhaut und unter den Augen (Herrmann 1985).

Kieferanomalie und Zahnfehlstellungen
Einerseits kann falsches Schlucken die Ursache für Deformationen im Knochenwachstum von Ober- und Unterkiefer (z. B. Kreuzbiß, lutschoffener Biß) oder für den verzögerten Durchbruch der bleibenden Zähne verantwortlich sein, andererseits können skelettale Anomalien auch zu myofunktionellen Störungen (z. B. skelettal offenem Biß) führen (Kittel 1990). In beiden Fällen besteht zwischen Form und Funktion eine enge Wechselbeziehung (Hahn 1988).

Störungen von Haltung, Bewegung und Koordination
Orofaziale Funktionen werden durch die Kopf- und Körperhaltung beeinflußt (Orth/Block 1987). Zwischen Kiefer- und Zahnstellung sowie Zungenfunktion und der Stellung der Halswirbelsäule besteht eine enge Wechselwirkung (v. Treuenfels 1986). Bei Kindern mit Myofunktionellen Störungen beobachten wir außerdem oft Tonus- und Koordinationsprobleme, Schwierigkeiten bei der Gleichgewichtsregulation und bei der Dosierung und dem Kraftmaß einer Bewegung.

Verhaltensauffälligkeiten
Aufmerksamkeits- und Konzentrationsstörungen, aber auch Frustrationsintoleranz oder Hyperaktivität gehören häufig zum Erscheinungsbild einer MFS. Es läßt sich vermuten, daß die Ursache für hyperaktives Verhalten in vielen Fällen auf die Dyspraxie und/oder auf eine mangelhafte Reizfilterung bzw. eine schlechte Verarbeitung der Eigenwahrnehmung zurückzuführen ist.

d) Therapie

Ziel aller Myofunktionellen Therapien ist die Behebung der Schluckfehlfunktion und die Herstellung des orofazialen Gleichgewichts.

Das methodische Vorgehen zur Erreichung dieses Ziels ist abhängig von der Betrachtungsweise der Störung, Art und Schweregrad der Dyspraxie und vom Alter der Patienten. Einige Methoden aus der Fülle der Therapieansätze (siehe auch Hahn 1988) sollen hier im Vergleich dargestellt werden. Verhaltenstherapeutische Übungsprogramme, die die bewußte Mitarbeit des Patienten voraussetzen, sind in der Mehrzahl.

MFT nach Garliner

Obwohl immer mehr Therapiekonzepte für die Behandlung von MFS entstehen, bezieht man sich im allgemeinen noch immer in erster Linie auf Daniel Garliner, durch dessen Veröffentlichungen, Fort- und Weiterbildungen die MFT seit Beginn der 80er Jahre besondere Verbreitung fand. Seine Zielgruppe sind Kinder ab 6 Jahre und Erwachsene.

Das verhaltenstherapeutisch orientierte Behandlungskonzept Garliners korrigiert mit einem motorischen Funktionstraining den fehlerhaften Schluckvorgang und umfaßt die Gebiete:

- Abbau von Lutschhabits,
- Muskelübungen (vor allem für die Lippen),
- Schlucktraining,
- Training für das Unterbewußtsein zur Automatisierung des korrekten Schluckens.

Sein Konzept beginnt sofort mit dem Einhalten der richtigen Ruhelage der Zunge, und er begründet diesen Einstieg mit der Bedeutung der Ruhelage als Ausgangspunkt für jede Bewegung oder Funktion (Hahn 1988). – Nach Garliner arbeitet auch Mary Ann Bolten (Wiesbaden).

Orofaziale Muskelfunktionstherapie (OMF) nach Clausnitzer

Ziel der Therapievariante ist der Abbau fehlerhafter Funktionsabläufe im orofazialen Bereich und der Aufbau korrekter Funktionsmuster. Es werden in einer verhaltenstherapeutischen Vorgehensweise Mundschluß- und Ruhelage-, Wangen-, Lippen- und Zungenübungen sowie ein Schlucktraining durchgeführt.

Der modifizierte Ansatz nach Kittel

Kittels Zielsetzung ist die Korrektur des fehlerhaften Schluckvorgangs und die Herstellung des orofazialen Gleichgewichts, zusätzlich eine Normalisierung der Atmung und gesamtkörperliche Eutonisierung.

Der Therapieaufbau umfaßt wie bei Garliner Abbau von Lutschhabits, Muskelübungen, ein Schlucktraining und Training für das Unterbewußtsein. Ihre Vorgehensweise unterscheidet sich von der Behandlungsmethode Garliners hauptsächlich durch ein intensives Muskeltraining mit differenzierten Zungenübungen, besonders auch für den beim falschen Schlucken nie aktiv werdenden Zungenmittelteil (Kittel/Jenatschke 1984).

Der Ansatz von Padovan

Nach Padovan (1976, 1982) reifen fein- und mundmotorische Funktionen auf dem Fundament elementarer früher Bewegungsmuster, die sich im Laufe der „neurologischen Organisation" immer mehr ausdifferenzieren. Bei oralen Fehlfunktionen wird deshalb nicht primär an der Mundmotorik, sondern zunächst an der Stabilisierung des statomotorischen Fundaments gearbeitet. Die „Neurofunktionelle Reorganisation" ist eine Basistherapie, bei der alle Phasen der Bewegungsentwicklung nachgeholt werden, bevor es zur direkten Behandlung der Schluckfehlfunktion kommt. Ihr „Myotherapeutisches Training" unterscheidet sich nicht wesentlich von dem bekannten Konzept Garliners.

Während Garliner (und Kittel) Lutschgewohnheiten durch Motivation und Verstärkung abbaut, wendet Padovan das homöopathische Prinzip an, Gleiches mit Gleichem zu behandeln und setzt deshalb ein gezieltes rhythmisches Saug- und Kautraining ein, das das Lutsch- oder Beißbedürfnis befriedigen soll.

GRUMS (Heidelberger **Gru**ppenkonzept für **M**yofunktionelle **S**törungen)

GRUMS (Lleras/Müller 1993) ist ein Therapieansatz, der bei der Behandlung myofunktioneller Probleme die motivierende Funktion der Interaktion bewußt mit einsetzt. Das Gruppenkonzept wird inhaltlich durch 6 Schwerpunkte charakterisiert:

- Spaßhaben
- Erreichen des orofazialen Gleichgewichts ohne Schlucktraining
- Verbesserung der oralen Wahrnehmung und der Artikulation
- Regulierung von Haltung, Bewegung, Grobmotorik und Koordination
- Stabilisierung des Sozialverhaltens
- Sprachförderung.

Oft beobachtete Verhaltensprobleme mit Frustrationsintolerenz und Störungsbewußtsein lassen sich in einer Gruppenbehandlung leichter beeinflussen als in der Einzeltherapie. Neben motorischen und sensorischen Übungen für den orofazialen Bereich werden durch die Einbeziehung der Grobmotorik basale Defizite in der Bewegungsentwicklung therapeutisch berücksichtigt. Ein Schlucktraining findet nicht statt. So wie bei Kindern mit Sprachstörungen oftmals auch Probleme in der Mundmotorik und der Artikulation hinzukommen, wird die Myofunktionelle Dyspraxie häufig von sprachlichen (und da besonders semantischen) Defiziten begleitet. Die Förderung sprachlicher Fähigkeiten hat daher im GRUMS-Konzept einen hohen Stellenwert. Dieser Ansatz kommt besonders dem Spiel- und Bewegungsbedürfnis von Vorschulkindern entgegen.

e) MFT-Übungen

Das Übungsprogramm mit Funktionsübungen für die spezielle Problematik der Myofunktionellen Störung variiert zwar je nach MF-Therapeutin, aber einige wesentliche Aspekte finden sich in allen Behandlungsansätzen:

Die Ruhelage finden

Für Kinder mit eingeschränkter Motorik und besonders bei oralstereognostischen Schwierigkeiten ist es meist nicht möglich, die Zungenspitze spontan an die Papilla inzisiva zu legen. Wenn Erklären und Zeigen (eventuell mit Spiegel) nichts nützt, kann eine taktile Hilfe mit Wattestäbchen, Spatel, Brausepulver oder Finger usw. gegeben werden. Entscheidend sind Erinnerungshilfen. Ältere Kinder können sich selbst bei Ruhelageübungen kontrollieren (Kittel 1990). Viele MF-Therapeutinnen steigern das Einnehmen der Ruhelage von 5 Minuten bis zu 1 Stunde. Meiner Ansicht nach geht es hierbei jedoch nicht primär um eine motorische Leistung, sondern eher um die Verbesserung der wechselseitigen Wahrnehmung von Zungenvorderteil und Gaumen. Wie ein Schiff schlafwandlerisch den bekannten Hafen ansteuern kann (Dahan 1988), so schnell und immer präziser gelingt der Zunge das Einnehmen der Ruhelage, wenn sich das sensorische Muster im ZNS eingeschliffen hat.

Bei allen Übungen für einen muskulär dystonen Bereich besteht die Gefahr, daß dic Luft angehalten wird oder/und kompensatorische ganzkörperliche Verspannungen auftreten. Auf diese Problematik ist ebenso zu achten wie auf die korrekte Durchführung der Übung, weil sonst kein ausreichender Behandlungserfolg erreicht werden kann.

Zungenübungen

Funktionsübungen für die Zunge bestehen aus einem Wechsel von Anspannen und Entspannen und kräftigen dic Zungenmuskulatur zur Vorbereitung auf ein korrektes Schlucken. In der Anfangsphase der Therapie oder bei kleinen Kindern lassen sich spielerische Übungen für die Beweglichkeit der Zunge durchführen. Beispiel:

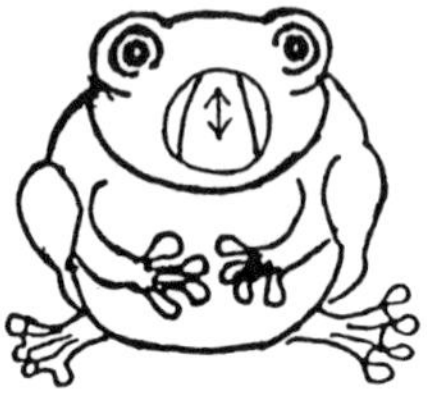

„Lifteln“

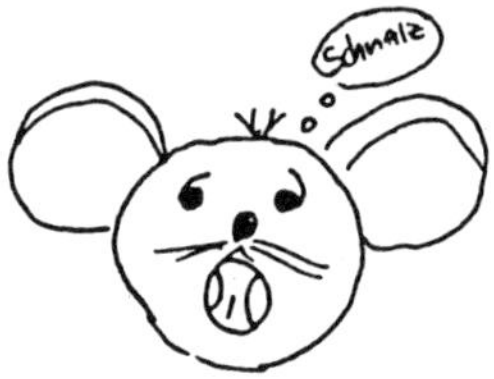

Schnalzen

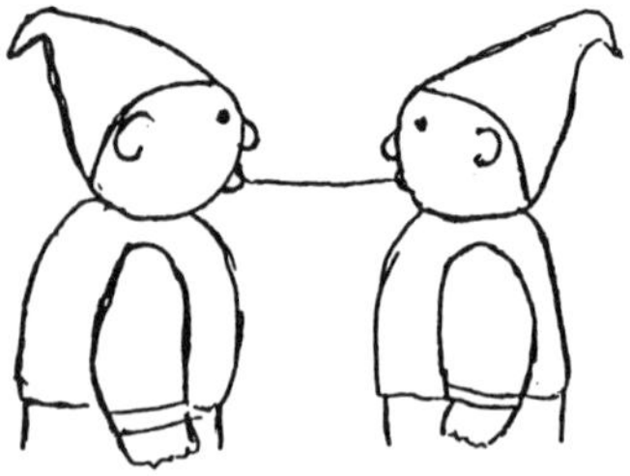

Tauziehen

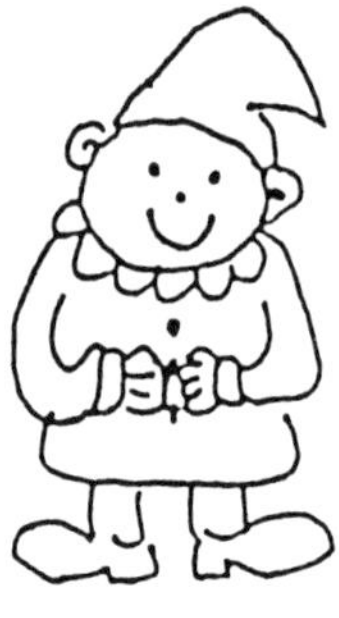

Zähne „wegzaubern“

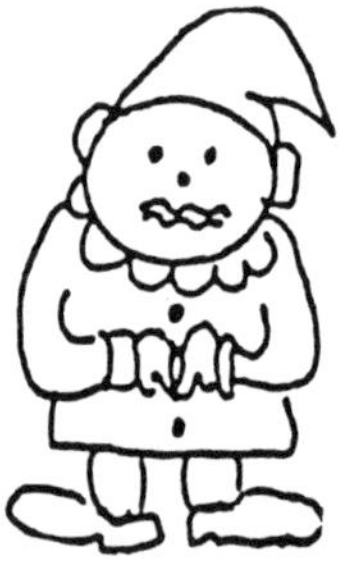

Lippensprudeln

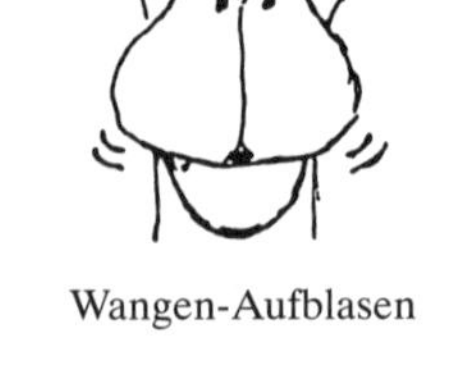

Wangen-Aufblasen

Bildbeispiele mit kindgerechten Motiven zur therapeutischen Arbeit

Bonbonmund. Neben der Förderung von Mundschluß und Diadochokinese ist der „Bonbonmund“ auch eine gute Übung für Kinder mit schlechter Mundinnenraumwahrnehmung: Das Kind bohrt seine Zunge in die Wange, die Therapeutin versucht sie wegzudrücken.

Kittel (1990) stellt eine Reihe von Zielübungen vor, die erst bei weit geöffnetem Mund zu einer Aktivierung der Zungenmuskeln führen. Zwei Beispiele:

„Lifteln“. Das langsame Hochheben der Zunge vom Mundboden zur Papilla inzisiva und zurück dehnt das Zungenbändchen, kräftigt und sensibilisiert die Zungenspitze, deren Longitudinal- und Transversalmuskulatur und fördert diadochokinetische Fähigkeiten.

Zähne zählen. Die Zähne bei weit offenem Mund langsam im Wechsel oben und unten mit der Zungenspitze „zählen“. Es empfiehlt sich, die Zähne nur von innen zu berühren, damit die häufig eingeschränkte Mundinnenraumwahrnehmung verbessert wird.

Schnalzen ist eine Vorübung zum Schlucken, stärkt die transversalen Zungenmuskeln, hebt das Zungenbein und dehnt das Zungenbändchen. Beim korrekten Schnalzen muß die Zunge bei offenem Mund den Kieferbogen ausfüllen (Hahn 1988).

Widerstandsübungen (Zungenkampf) sind isometrische Übungen, die die Binnenmuskulatur der Zunge kräftigen. Das Kind versucht gegen einen Spatel mit der ganzen Zunge oder den Zungenrändern Gegendruck auszuüben.

Lippenübungen

Übungen, bei denen die Lippen beteiligt sind, fördern z. B. den Mundschluß, kräftigen den perioralen Bereich oder eutonisieren das gestörte Zusammenspiel zwischen Lippenmuskulatur und Kinnmuskeln (M. mentalis). Beispiele:

Tauziehen. Zwei markstückgroße Knöpfe werden mit einem Faden verbunden und dienen als Tau, das jeder Partner mit den Lippen festhält. Das schnelle Herausziehen macht zwar mehr Spaß, aber wirksamer für den Lippenringmuskel ist es, langsam dabei vorzugehen.

Pfeifen fördert Atmung, Luftstromlenkung und mimische Muskulatur.

Zähne „wegzaubern“. Bei einer verkürzten Oberlippe sollten die Zähne „weggezaubert“ werden, d. h. die Oberlippe stülpt sich über die Unterlippe.

Lippensprudeln wirkt eutonisierend.

Zartes *Balancieren* eines Gegenstandes zwischen den Lippen verbessert den Mundschluß und entspannt den Kinnmuskel.

Übung für die Kaumuskulatur

Eine typische Übung für den ein- oder beidseitig schwachen M. masseter ist das

Wangen-Aufblasen bei fest geschlossenen Zahnreihen: Die Therapeutin drückt von außen auf die Wangen, und das Kind versucht, die Spannung eine Weile aufrechtzuerhalten und dabei durch die Nase weiterzuatmen.

In der klassischen MFT werden auch *Wortlisten* mit Wörtern, die bestimmte Muskeln trainieren, und Übungen zur Sensibilitätsförderung für Zungenspitze, Zungenmitte und Zungenrücken eingebaut (Thiele 1986).

Eine detaillierte Darstellung des systematischen *Schlucktrainings* findet sich bei Garliner (1989), Thiele (1986), Hahn (1988) und Kittel (1990).

3. Mundmotorische Übungen

Da der phonetische, d.h. artikulatorische Aspekt beim kindlichen Stammeln eine große Rolle spielt, folgt an dieser Stelle eine Systematik der mundmotorischen Übungen. Der Begriff Mundmotorik wird meist sehr global gebraucht und in der Therapie entsprechend willkürlich eingesetzt und durchgeführt. Wir schlagen vor, die jeweiligen Übungen auf den Grundbedürfnissen des Kindes (z.B. Spannungsaufbau bzw. -abbau usw.) aufzubauen und dabei zu berücksichtigen, welche motorischen Muster für den anzubildenden Laut notwendig sind. Zu achten sind vor allem auf folgende Bereiche:
- Mundmotorik ist immer im Kontext zur Gesamtkörpermotorik zu sehen, insbesondere bei spannungsarmen und sehr angespannten Kindern. (Weitere therapeutische Hinweise finden sich bei Dreher 1983 und in den Vorlesungsskripten der Logopädenschule Erlangen.)
- Fehlstellungen, Fehlhaltungen, Fehlfunktionen im Mund-Zahn-Kieferbereich sowie Mundatmung und pathologische Schluckmuster üben einen nicht zu unterschätzenden Einfluß auf Artikulation und therapeutische Interventionen aus.

Folgende sechs Zielsetzungen schienen uns für die mundmotorischen Übungen wichtig, wobei auf eine weitere Differenzierung verzichtet wurde, da die meisten Funktionsübungen mehreren Zielen dienen können:

S↓ = Lockerung, Abbau von Spannung
S↑ = Spannungsaufbau, Halten von Spannung, Steigerung muskulärer Kraft und Ausdauer
A = Verbesserung der allgemeinen Beweglichkeit, muskuläre Aktivierung
K = Verbesserung des kinästhetischen Empfindens
G = Geschicklichkeit, Koordinationsfähigkeit, Bewegungsgenauigkeit, diadochokinetische Bewegungen, Wechseln von Bewegungsfolgen und Bewegungstempi
L = Erarbeiten einzelner Lautmerkmale oder Teilbewegungen des Lautmusters.

Bei den auf den Seiten 81ff aufgezeichneten Übungen brauchen manche Kinder Hilfestellung, andere hingegen, die ihre motorischen Fähigkeiten noch nicht ganz ausgeschöpft haben, eine erschwerte Aufgabenstellung. Im folgenden sind stichwortartig solche Erleichterungen, Hilfestellungen oder Steigerungsmöglichkeiten aufgezählt, die die Anwendungsmöglichkeiten dieser Übungen erweitern.

Hilfestellungen oder/und Steigerungsmöglichkeiten

(1) Imitation, verbale Anweisung.
(2) Visuelle Kontrolle, kinästhetisch-taktile Kontrolle, Kontrolle über den Effekt (z.B. bei Blasübungen).
(3) Ableitung der Zielbewegung von automatisierten oder intentionalen Bewegungen (z.B. Schnute beim Kuß oder beim **u**).
(4) Einsatz unterstützender Bewegungen (Dreher 1983 und Logopädenschule Erlangen), z. B. Knie anziehen, wenn Zunge nach oben gebracht werden soll.
(5) Übung mit ablenkenden Aktivitäten begleiten (z.B. Malen oder auch Wettspiel).
(6) Passive Bewegung, Führung durch den Therapeuten, Kind führt selbst (z.B. Schnutenbildung durch Vorschieben der Lippen von den Mundwinkeln aus mit den Fingern).
(7) Widerstand setzen (Prinzip PNF), Kind soll gegen den Widerstand eine Haltung beibehalten (z.B. Kind hat Schnute gebildet, Therapeut versucht, Lippen breitzuziehen, indem er mit Zeigefinger und Daumen ober- bzw. unterhalb des Mundwinkels ansetzt) oder gegen den Widerstand eine Bewegung ausführen (Therapeut zieht die Lippen des Kindes breit, und das Kind versucht, eine Schnute zu bilden).
(8) Übung in Verbindung mit Phonation ausführen (z.B. Lippen spitzen und breitziehen in Verbindung mit **u** und **i**).
(9) Vorstellungshilfen einsetzen (Breitmaulfrosch und Schweineschnute), Mo-

delle (einer Handpuppe eine Zunge einsetzen und die gewünschte Bewegung vormachen), Symbole (z.B. Kreis für Schnute und Querstrich für breitgezogene Lippen eignen sich gut, um Würfel damit auszustatten und so Bewegungen zu üben).

(10) Hilfsmittel einsetzen (z.B. Spatel, Eis, Strohhalme, auch mal Süßes ablecken), um Reize zu intensivieren (Verbesserung der Kinästhetik) oder die Bewegungsrichtung zu verdeutlichen.

(11) Isolierte Bewegung, zwei isolierte Bewegungen nacheinander, diadochokinetische Bewegungen, koordinierte, komplexe Bewegungen (Lippenablecken).

(12) Bewegung vergrößern, intensivieren oder verkleinern, langsamer und schneller ausführen.

Prinzipien zur Durchführung mundmotorischer Übungen in der Artikulationstherapie (Van Riper 1978)

Die nachfolgende Aufstellung überschneidet sich zwar in einigen Punkten mit den „Hilfestellungen", erscheint uns aber als so grundlegend und für die Praxis bedeutsam, daß wir sie als Ganzes übernehmen möchten. Viele Gesichtspunkte werden für selbstverständlich gehalten und daher oft übersehen.

(1) Lerne erkennen, daß die Bewegungen Teil einer ähnlichen natürlichen Bewegung sind, wie z.B. Kauen, Schlucken, Husten u.a. Übe diese Grundbewegungsmuster.

(2) Die feineren, differenzierteren Bewegungen sollen zuerst mit gröberen Bewegungen geübt werden, dann allein.

(3) Die Bewegungen sollten immer genauer, schneller und kräftiger werden.

(4) Die Bewegungen sollten mit anderen Bewegungsmustern (Atmung, Phonation) kombiniert werden, um dann beim Sprechen angewandt werden zu können.

(5) Der Schwerpunkt bei diesem Training sollte auf der Motorik liegen und mit kinästhetischen Momenten gekoppelt sein (Zunge an verschiedene Kontaktstellen legen), so daß beim Sprechen die Position der Zunge nicht mehr zufällig ist.

(6) Nicht nur die Zungenspitze, sondern auch die Seiten, der mittlere und hintere Teil der Zunge sollen geübt werden.

(7) In der reinen Übungsperiode ist es empfehlenswert, lediglich ein paar Übungen aus jedem Bereich zu nehmen, das ist besser, als alle Übungen aus einem Bereich.

(8) Erschöpfung und Eile sind zu vermeiden. Das Kind schaut sich die Übung an und imitiert sie direkt oder im Spiegel. Das ist besser als die verbale

Beschreibung. Kontaktstellen können deutlich gemacht werden, indem man darüber streicht oder dagegen drückt. Es soll auch deutlich werden, wie sich die neue Position von anderen unterscheidet.

(9) Wenn die Bewegung erlernt ist, kann sie mit Sprechlauten kombiniert werden.

(10) Vergleiche, kombiniere und setze die verschiedenen Bewegungsmuster voneinander ab.

Zusammenstellung wichtiger Merkmale für einzelne Laute in Verbindung mit mundmotorischen Übungen (Vokalbildung wird nicht berücksichtigt)

Mundschluß	**m b p**
Lippenspannung aufbauen und halten	**b p**
Lippen vorstülpen, Schnute	**sch**
Zungenspitze hinter die oberen Schneidezähne	**sch r** **l n d t** (Ausnahme dorsale Bildung) **s z** (bei apikaler Bildung)
Zunge im vorderen Drittel an den Gaumen anlegen	**n d t**
Zunge hinter untere Zahnreihe legen, Zungenrücken wölben	**k g** η **ç x j r**
Zungenrücken wölben	**k g** η **j ç**
Spannungsaufbau der Zunge	Frikative (besonders bei Lateralität)
Zungenränder aktivieren	Voraussetzung für sagittale Rille, Frikative
Zungenröllchen	sagittale Rille, Frikative
Luftstromlenkung	Nasal- versus Orallaut, Frikative
Luftstromdosierung	insbesondere Frikative, Explosive

Funktionsübungen

Kieferübungen

*A S↓ Auf- und Abbewegen, dabei das Tempo variieren oder Bewegung mit Phonation verbinden, z.B.: **bababa. . .** ermöglicht gleichzeitige Locke-

---

* Bedeutung der Zeichen siehe Seite 79.

rung der Lippen; **papapa...** bietet sich an, wenn Öffnung energischer erfolgen soll; Akzente setzen **papá-papá; jájajá...** ermöglicht schnelle Bewegungen bei kleinem Bewegungsradius. Die Übung wird abwechslungsreicher, wenn man sie rhythmisiert und die Stimmhöhe variiert.

A S↓ Vor- und Zurückbewegen mit leicht geöffnetem Mund.

A S↓ Seitliches Hin- und Herbewegen.

S↓ Kieferschütteln, im Kutschersitz Kopf hängen lassen und locker schütteln. Kiefer ist leicht geöffnet und wird passiv bewegt, mit Phonation verbinden; undefinierter vokalischer Ton.

A S↓ Rotationsbewegungen werden am natürlichsten und lockersten über Kauen ausgeführt; s.a. Kauübungen nach Froeschels mit und ohne Kaugut, mit geschlossenem oder geöffnetem Mund, auch in Verbindung mit Phonation.

S↓ Ausstreichen des Kiefers und der Wangen.

Lippenübungen

A L S ↑ Bei geschlossenen Zahnreihen die leicht geöffneten oder auch geschlossenen Lippen spitzen.

A S↑ Unter den gleichen Bedingungen die Lippen breitziehen.

G Spitzen und Breitziehen im Wechsel; auch in Verbindung mit Phonation **u i u i u i ...**

G S↑ Die Lippen vorstülpen/spitzen und in dieser Haltung öffnen und schließen.

G S↑ Lippen vorstülpen und einen Strohhalm, Bleistift o.ä. zwischen Oberlippe und Nase einklemmen und dort halten, evtl. auch damit spazierengehen (Abb. 6 „Schnurrbart").

A L Finger an die Nase legen und versuchen, die Lippen soweit vorzustülpen, daß man den Finger berühren kann (Fingerküssen).

A S↑ Kuß in die Handinnenfläche geben; wenn dabei die Hand erst etwas angesaugt wird, entsteht beim plötzlichen Lösen ein lautes knallendes Schmatzgeräusch.

G Schnute mit geschlossenen Lippen nach rechts und links bewegen.

S↑ Schnute machen und mit dem Finger oder einem Spatel versuchen, die Lippen zurückzuziehen.

A Unterlippe über Oberlippe ziehen und umgekehrt bei geschlossenen Zahnreihen (Lippe verstecken).

K S↑ Unterlippe mit Oberlippe verstecken (s.o.) und dann die Unterlippe gegen den Widerstand der Oberlippe herausziehen. Das gleiche mit der Oberlippe.

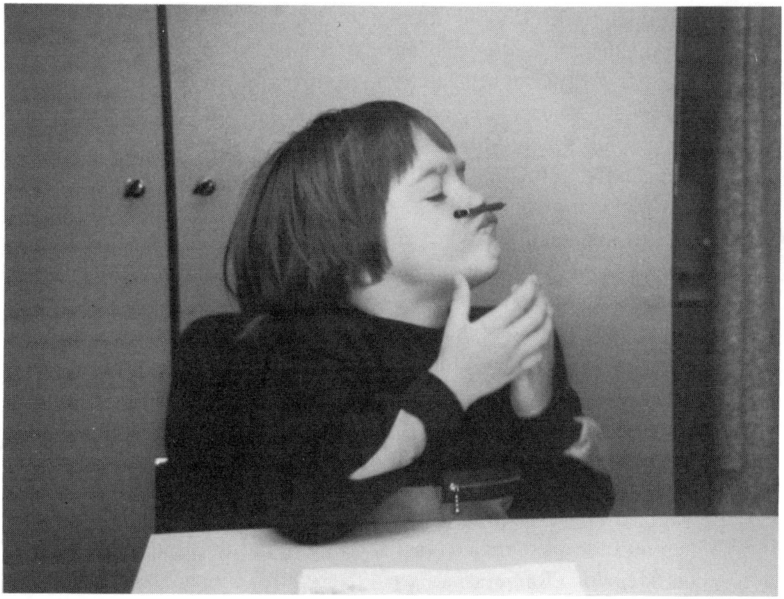

Abb. 6. Zum ersten Mal geschafft: Christoph hält den Bleistift mit Mund und Nase. Ein Erfolg für das dyspraktische Kind.

A K — Bei leicht geöffneten Zahnreihen beide Lippen über die Zähne nach innen ziehen, Oberlippe und Unterlippe einzeln.

K G — Beide Lippen einziehen und leicht darauf kauen, auch auf den Seiten; gleiche Übung ist auch mit jeweils einer Lippe möglich.

G K S↑ — Lippen mit Druck aufeinanderreiben, z.B. erst leicht anfeuchten und dann trockenreiben. Übung einmal mit den Lippen zwischen den Zähnen ausführen und einmal bei geschlossenen Zahnreihen vor den Zähnen.

K S↑ — Knet- oder Wachskügelchen mit den Lippen zusammendrücken.

S↑ — Zahnreihen schließen und etwas zwischen den Lippen festhalten; der Partner versucht, den Gegenstand herauszuziehen. Gegenstand durchs Zimmer tragen. Objekte mit unterschiedlichem Durchmesser wählen, z.B. dünner, dicker Strohhalm, Salzstange, Bleistift, Papier. . .

G — Mit den Lippen einen Gegenstand vom Tisch aufnehmen, am Anfang höhere Gegenstände, wie z.B. Mensch-ärgere-dich-nicht-Männchen, später flache, wie z.B. Bleistift.

S↑ — Knopf (etwa markstückgroß und möglichst flach, Wäscheknöpfe) an starkem Bindfaden oder Baumwollschnur befestigen (einfädeln), hinter die Lippen legen und gegen Widerstand halten. Wettkampf, indem an beiden Enden Knöpfe befestigt werden. Weitere Variation: Gewichte, verschieden schwere Gegenstände an den Faden anhängen (Übung aus dem MFT-Programm). Zur Steigerung der Motivation werden umso hübschere Knöpfe eingesetzt, je besser das Kind halten kann.

A G Bei geschlossenem Mund Mundwinkel nach rechts und links ziehen.

G S↑ Wangen fest aufblasen, Spannung einen Moment halten, dann die Lippen platzen lassen.

G S↑ Lippen knallen (Knall wie beim Entkorken einer Flasche); dazu werden die Lippen zwischen die Zähne gesaugt und dann plötzlich geöffnet.

G Kerze flackern lassen, indem viele **p** nacheinander produziert werden.

S Kutscher-R durch die Lippen blasen und sie dadurch in Schwingung versetzen.

S↓ „Brabbeln“: passives Durchbewegen der Lippen mit dem Zeigefinger (quer zum Mund gehalten), mit Stimmbeteiligung.

S↓ „Blubbern“ mit Zeigefinger und Daumen, so als wolle man kneifen, Wangen und Lippen an verschiedenen Stellen nacheinander vorziehen und locker schnalzen lassen. Das ergibt mit Stimme einen blubbernden Ton (Tonhöhe variieren). Neben den Lippen werden auch die Wangen gelockert und die Durchblutung gefördert.

A S↓ Lippen massieren, Lippen eincremen und mit kreisenden Bewegungen intensiv bewegen.

Zungenübungen

A Zunge herausstrecken und wieder hereinziehen.

G Tempo variieren, darauf achten, daß die Zunge nicht umklappt.

A Zunge zur Nase, Zunge zum Kinn.

G Beide Bewegungen im Wechsel.

A Zunge in rechten und linken Mundwinkel.

G Im Wechsel rechts/links mit unterschiedlicher Geschwindigkeit und Zunge mal weit, mal wenig herausgestreckt.

G S↑ Zunge frei von einer Seite zur anderen führen, nicht auf der Unterlippe entlang.

G Alle vier Bewegungsrichtungen im Wechsel auch in bunter Reihenfolge (rauf, runter, rechts, links).

S↑ Mit der Zunge einen Strohhalm o.ä. unter der Nase festhalten („Schnurrbart“, Abb. 6).

G Ober- und Unterlippe mit einer Kreisbewegung ablecken, im Uhrzeigersinn und dann in der Gegenrichtung.

S↑ Gleiche Bewegung, dabei aber die Zunge soweit wie möglich in die verschiedenen Richtungen strecken.

G K Mit der Zunge an gekennzeichnete Stellen auf oder oberhalb bzw. unterhalb der Lippe tippen. Die Stellen mit Fingerdruck, Eis oder ähnlichem markieren oder mit einem Schaubild verdeutlichen.

S↑ Spatel mit der Zunge hoch- oder hinunterdrücken oder nach vorne, sowie bei herausgestreckter Zunge Spatel nach rechts oder links drücken.

A Zunge in die rechte oder linke Wange bohren.

G In der Wangentasche eine kreisende Bewegung ausführen.

A Zunge hinter die Oberlippe bzw. Unterlippe stecken, Mund dabei geschlossen lassen („Affenmund“).

K S↓ Zunge ruhig im Mund liegen lassen.

G S↑ Einen kleinen Gegenstand auf der Zunge balancieren (Erdnuß, Salzstangenstück); Zunge dann langsam in den Mund zurückziehen und wieder vorstrecken usw. Dabei die Zunge möglichst frei führen, also nicht an der Unterlippe entlang.

G S↑ Zunge breit und dann spitz herausstrecken.

A G S↑ Mit der Zungenspitze Brause, Schokoladenstreusel oder ähnliches von der Fingerspitze ablecken. Mit breiter Zunge Brause von der Hand oder von einem Teller ablecken.

G Zwischen spitzem und breitem Ablecken wechseln.

G S↑ Auf die herausgestreckte Zunge einen kleine Ring stecken und diesen eine Weile halten (Zunge spitz und nach oben gerichtet).

S↑ Gewicht an einer Baumwollschnur so befestigen, daß sich eine Schlaufe ergibt; diese dann über die herausgestreckte Zunge hängen und eine Weile halten; Zunge soll möglichst frei herausgestreckt werden.

A K Mit der Zungenspitze am Gaumen entlang nach hinten fahren.

A Zunge nach unten einrollen, in den Mundboden.

A L K Zunge hinter die oberen und unteren Schneidezähne.

G Zwischen oben und unten wechseln.

A G Zähne mit der Zunge putzen, oben und unten, von innen, von außen und auf den Kauflächen.

S↑ Bewegung langsam bei weit offenem Mund fördert Streckung und Drehung der Zunge.

G K S↑ Zähne zählen, jeden Zahn einzeln mit der Zungenspitze antippen (erfordert visuelle Hilfe, z.B. kleinen Taschenspiegel). Die Reihenfolge kann variiert werden, z.B. oben anfangen und sich von rechts hinten nach vorne und links hinten arbeiten, dasselbe dann unten, oder aber wechseln, mal einen oberen, mal einen unteren Zahn bzw. mal einen von rechts, mal einen von links.

A K Zunge an den Gaumen kleben, ansaugen.

A G Zungenschnalzen, langsam und schnell.

S ç A Über einen Strohhalm leichte Gegenstände ansaugen: Linsen, Muggelsteine, Papier, und diese in ein Gefäß transportieren (fördert die Rücklage der Zunge und das Zungenröllchen).

K Zungenquerlage; Zunge breit machen und auf die Zungenränder beißen (vorsichtig!), Zungenränder seitlich gegen die oberen Zahnreihen drücken (fördert sagittale Rille).

G L Zungenröllchen: Bewußtmachen über Lufteinsaugen, Hilfe Finger, Bleistift oder ähnliches (Abb. 7).

S↑ Pleuelübung (nach Froeschels 1948).

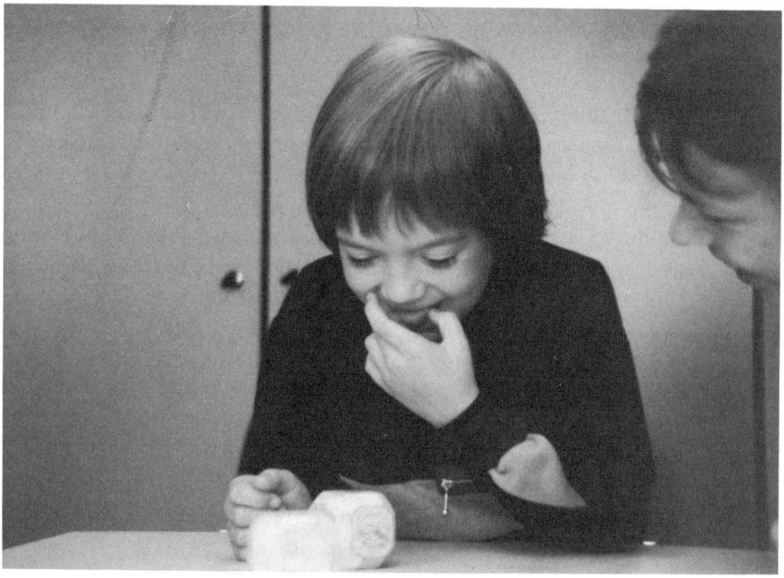

Abb. 7. Christoph hat das „Zungenröllchen" gewürfelt. Zweimal soll er es machen, sagt der Zahlenwürfel.

Blasübungen

Blasen durch alle Arten von Blasinstrumenten (orale Luftstromlenkung); Blasen mit unterschiedlichem Anblasedruck, denn bei verschiedenen Instrumenten müssen unterschiedliche Widerstände überwunden werden, um einen Effekt zu erzielen. Bei einer Flöte erreicht man leichter einen Ton als z.B. bei einer Jahrmarktpfeife, die sich nach vorn aufrollt.

Aufblasen erfordert ebenfalls unterschiedlichen Anblasedruck (orale Luftstromlenkung), z.B. alter, neuer Luftballon, japanischer Papierballon, Papiertüten, Seifenblasen.

Wegblasen verschieden schwerer Gegenstände, z.B. Watteball klein, groß,

Styropor, Plastikautos, kleine Bauklötze etc., dabei die Luft auch einmal durch die Nase blasen.

Zielblasen: Gegenstände in einen Kreis, durch ein Tor, eine Bahn entlang blasen, z.B. auf einem Lineal Watte entlangblasen, um Hindernisse herumblasen; Tintenkleckse.

Gezieltes Anblasen von einzelnen Gegenständen, wenn viele leicht bewegliche Objekte auf dem Tisch verteilt sind; wenn viele Objekte eng nebeneinander aufgehängt wurden.

Dosiertes Blasen: Watte oder andere Gegenstände nur ein bestimmtes Stück weit blasen, Kerze flackern lassen, lauten und leisen Wind mit einem beliebigen Frikativ; auf einer Flasche liegen viele Karten, nur eine soll hinuntergeblasen werden; auf der Mundharmonika möglichst nur einen Ton anblasen.

4. Spiele zur Mund- und Sprechmotorik

Mundmotorik

- Zunge in verschiedene Positionen bringen (100 Sprechlernspiele).
- Aufgestellter Karton mit Toren, über denen die Aufgabe dargestellt ist. Wir pusten z.B. Watte oder Autos in die Tore. Das geht mit und ohne Strohhalm.
- Flaschendrehen: Wir verwenden Kärtchen mit Mundmotorikbildern.
- Wir malen einen großen Mund. Ringsum sind Spielfelder mit verschiedenen Mund- und Zungenstellungen. Die Felder werden erwürfelt. Dazu versehen wir die Spielfelder mit Farbpunkten oder Würfelsymbolen.
- Wir pinnen ein Mundbild an die Wand und deuten blind darauf. An die gezeigte Stelle muß dann unsere Zunge wandern.
- Ein Spielfeld mit Abbildungen als Würfelspiel. Auf bestimmten Feldern werden bestimmte Übungen gemacht.
- Wir basteln uns einen „Mundmotorikkalender" (s. Verstärkerspiele).
- Wie verwenden zwei Würfel. Einer davon ist mit Zahlen, der andere mit Mundmotorikbildern versehen. Dic gewürfelte Übung wird so oft gemacht, wie der Zahlenwürfel Punkte zeigt (Abb. 7).
- In buntbeklebten Streichholzschachteln befinden sich Darstellungen von Mundmotorikübungen. An den Schubfächern ist ein Wollfaden befestigt mit einer großen Perle am Ende. Das Kind zieht an einer der Perlen, die zwischen zwei Fingern gehalten werden und führt dann die in der Schachtel befindliche Übung aus. Die Schachteln können auch im Kreis ausgelegt und mit dem Farbwürfel erwürfelt werden.
- Wir schneiden runde Plättchen aus Karton aus und versehen sie mit Mundmotoriksymbolen. Auf der Rückseite bringen wir Farbpunkte oder Würfelsymbole an. Die Kärtchen werden dann mit der Rückseite nach oben auf dem Tisch verteilt und abgewürfelt.

- Das Kind ist ein Vogel und will ein Nest bauen. Dafür muß es Halme (Strohhalme verschiedenster Größe) zusammentragen, die aber nur mit den Lippen gehalten werden. Damit das Nest weich wird, trägt es auch (ausgeschnittene) Blätter heran (am Stiel zu tragen).
- Wir basteln ein Clowngesicht, schneiden den Mund aus und schieben eine Pappzunge durch. Der andere Mitspieler macht die Bewegungen mit seiner Zunge nach. Wenn die Öffnung groß genug ist, kann auch der Finger durchgeschoben werden (Abb. 8).

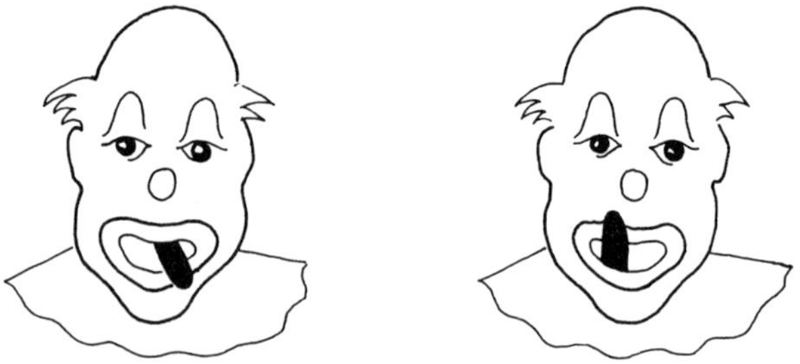

Abb. 8. Es gilt, die Zunge so geschickt zu bewegen wie der Clown.

- Wir hängen Mundmotorikkärtchen an Fäden auf und legen sie über den auf dem Tisch stehenden Artikulationsspiegel. Jeder darf an einem Faden ziehen und muß tun, was auf dem entsprechenden Kärtchen dargestellt ist (Abb. 9).

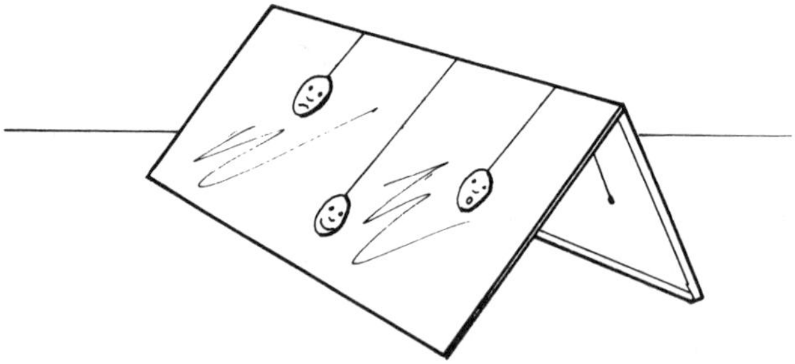

Abb. 9. Mundmotorikkärtchen am Spiegel.

- Wir setzen uns vor den Spiegel und lassen unser Gesicht „turnen", machen Faxen und lassen uns alles mögliche einfallen. Wer hat die meisten Ideen, was man mit dem Gesicht alles machen kann? Gut, wenn schon einige Erfahrung mit Mundmotorikübungen gesammelt wurde (Abb. 10).

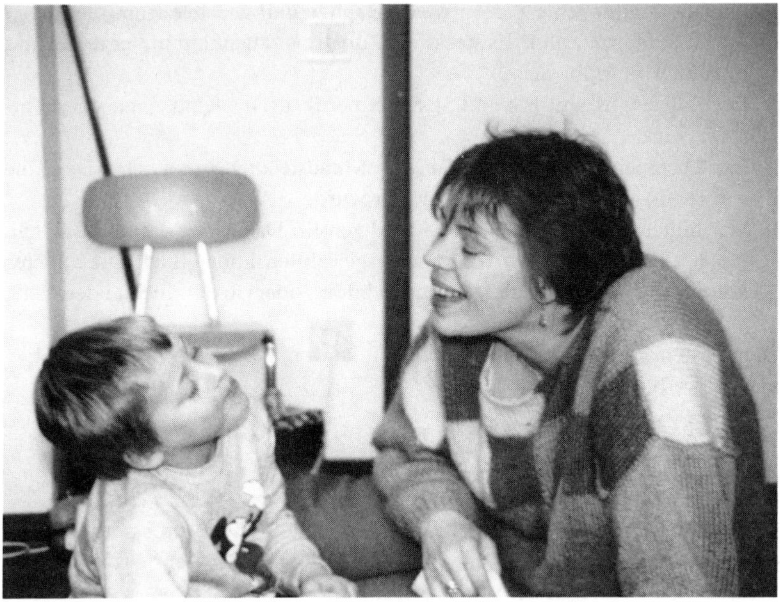

Abb. 10. Da muß noch die Kopfhaltung mithelfen, damit die Zunge in den Mundwinkel gelangt.

- Wir machen ein Domino aus den Kärtchen mit den Mundsymbolen.
- Wir spielen Memory mit Mundmotorikkärtchen.
- Wir verstecken die Kärtchen im Raum und gehen auf Suche.
- Wir lecken Brause aus der Hand oder Schokoladencreme vom Teller.
- Stellen, an die die Zunge wandern soll, werden mit Wassereis berührt oder mit dem Pinsel.
- Wir schminken die Lippen mit Lippenstift und malen damit ein Bild.
- Handpuppen eignen sich als Vorbilder für Mundöffnen, Kieferschütteln etc.
- Wir berühren mit einem Gegenstand eine Stelle an den Lippen, die dann von der Zunge gefunden werden soll. Man kann auch einen Hauch Schokoladencreme auftragen, die die Zunge ablecken muß.
- Um einen Reifen werden Mundmotorikbilder gelegt. Man rollt eine Kugel innen am Reifen entlang und nimmt das Bild, an dem sie anhält.

Kinästhetik

- Ein Kind läßt bei halboffenem Mund die Zunge „spazierengehen". Ein anderes Kind sagt „stop" und muß dann raten, wo sich die Zunge gerade befindet. Zuvor werden entsprechende anatomische Begriffe mit Hilfe des Spiegels oder mit Handpuppen eingeführt.

- Das Kind zählt seine Zähne; wieviele spitze und wieviele stumpfe Zähne? Wo ist der letzte Zahn? Es steckt die Zunge zwischen und hinter die Zähne, es fühlt Unterschiede.
- Die Zunge wird mit Eis und Spachtel berührt. Das Kind zeigt, wo sie berührt wurde.
- Der Therapeut beschreibt die Zungen-/Mundstellung eines Lautes. Das Kind soll raten, welcher Laut beschrieben wurde.
- Wir bilden einen Kreis. Ein Ball wird gerollt. Das Kind, das den Ball hat, beschreibt, wie es einen von ihm ausgewählten Laut bildet. Die anderen kontrollieren, ob man diesen Laut so bildet, oder ob das auch anders geht.

Die meisten mundmotorischen Übungen kann man mit kinästhetischen Elementen verbinden.

Blasübungen

- Durch Straßen, Tunnel, Brücken werden Watte, kleine Autos oder Muggelsteine geblasen. Wir verwenden dazu Bausteine oder den Pertra-Satz. Es lassen sich Autorennen veranstalten.
- Wir versuchen, unseren Ausatemstrom mit der Mundharmonika zu verlängern und üben dosiertes Blasen.
- Wir pusten Wasserfarbkleckse auseinander zu einem Bild (z.B. Faltbild).
- Wir kleben eine kleine Kerze in eine Nußschale und pusten sie im Waschbecken oder in einer Schüssel so ans andere „Ufer", daß die Kerze nicht ausgeht.
- Wir erzielen gegenseitig Tore, indem wir eine Wattekugel von einem Ende des Tisches zum anderen pusten. Das geht mit oder ohne Strohhalm (Weiteres Material: Ball, Papierkugeln, Styropormaterial, Abb. 13).

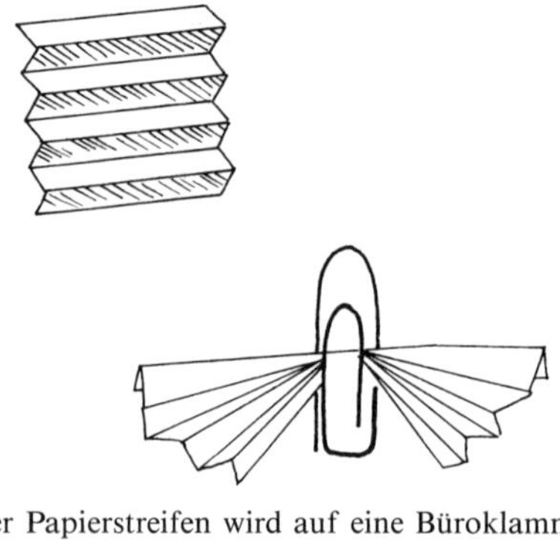

Abb. 11. Ein gefalteter Papierstreifen wird auf eine Büroklammer geklemmt. So entsteht ein Vogel.

- Watte oder Federn sollen blasend auf die Hand des Nachbarn weitergegeben werden, ohne daß sie herunterfallen.
- Autos werden in eine Großgarage oder ins Parkhaus „gefahren", indem wir sie mit dem Strohhalm in einen Schuhkarton blasen, aus dem wir ein oder mehrere Tore ausgeschnitten haben.
- Wir blasen Kerzen aus (leichter gehen kleine Kerzen, z.B. solche für Geburtstagstorten).
- Auf ein Blatt Papier werden Kreise gemalt, in die wir Gegenstände blasen.
- Wir veranstalten ein Hindernisrennen (gebaut aus Klötzchen oder dem Pertra-Satz) mit Watte, Bällen etc.
- Vögel aus Büroklammern werden in ,,Nester" (aus Knetmasse) gepustet (Abb. 11).

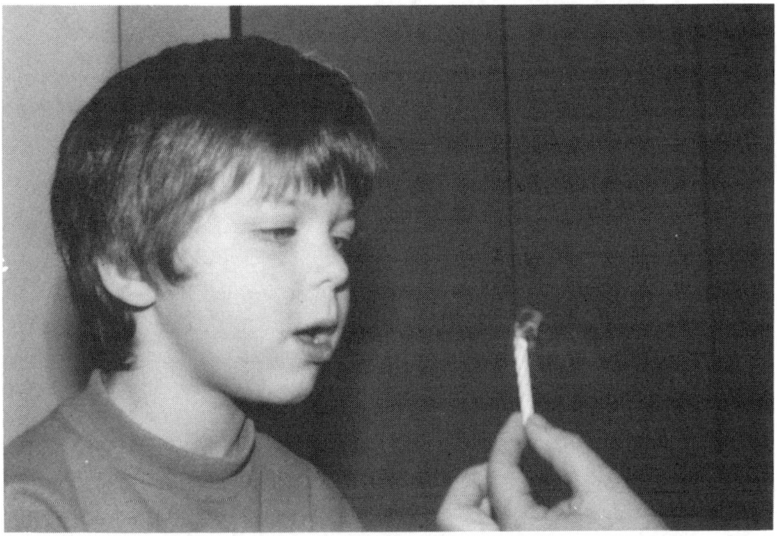

Abb. 12. Das Ausblasen der Zauberkerze fasziniert alle Kinder.

- Einige Kartons mit Abbildungen von Clowns werden in einer diagonalen Reihe aufgestellt und müssen mit oder ohne Strohhalm umgepustet werden.
- Eine ,,Magic Candle" (Zauberkerze), die von alleine wieder angeht, wird ausgepustet (Abb. 12).
- Wir treiben Segelboote an, die wir aus einer Korkscheibe, Papiersegeln und einer Stecknadel basteln.

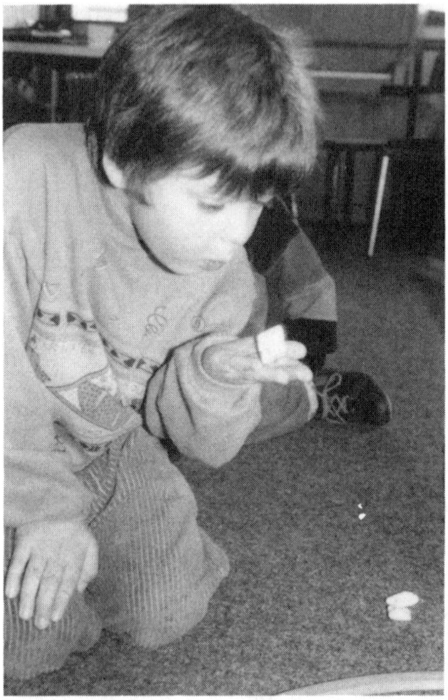

Abb. 13.
Um den Styropor-Schmetterling in den Reif zu treffen, muß Sebastian in der richtigen Richtung und entsprechend stark blasen.

- In Vogelsand kann man mit dem Strohhalm Straßen blasen.
- Seifenblasen machen auch Spaß!
- Watte kann durch Tore eines aufgestellten Schuhkartons geschossen werden.
- Muggelsteine werden mit dem Strohhalm angesaugt und an einer bestimmten Stelle plaziert. Es können auch Erbsen oder ähnliches verwendet werden.
- „Wir richten eine Wohnung ein", indem wir verschiedene „Möbel" an bestimmte Stellen schieben (blasen). Dazu kann man einen Plan zeichnen und kleine Klötzchen oder Muggelsteine als Möbel verwenden.
- Muggelsteine spielen Fangen. Sie dürfen sich nicht berühren, sonst sind sie abgeschlagen.

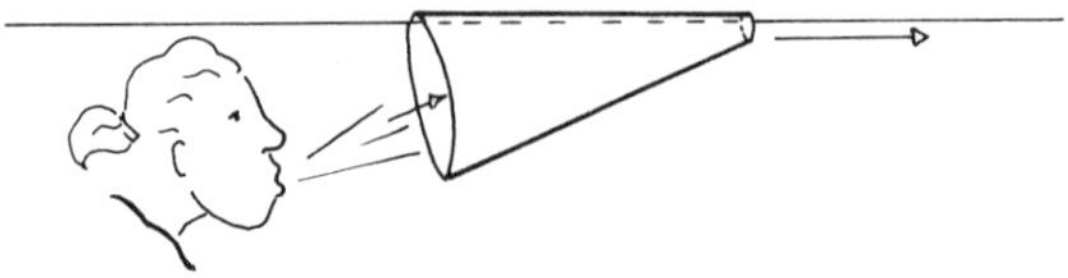

Abb. 14. Tüte zum Blasen.

- Eine Filtertüte oder eine Papiertüte wird auf eine Schnur aufgezogen. Sie soll weggepustet werden wie ein Segelboot bei einer Regatta (Abb. 14).
- Klein aufgeblasene Luftballons werden über eine Bausteinmauer gepustet.
- Wir malen mit unserem Atem Bilder auf einen Spiegel.
- Auf einem Spielplan dürfen Figuren nur mit Pusten durch einen Strohhalm bewegt werden.
- Wir zeichnen auf einen Bogen Papier Straßen, die anschließend mit Strohhalm und Watte oder leichten Plastikautos durch Anpusten bis zu einem Ziel („Garage" oder ähnliches) befahren werden.

Zungenmotorikübungen

Die folgende Geschichte erzählt der Therapeut möglichst aufregend, wobei er die Zungenbewegungen deutlich vormacht. Das Kind imitiert. Korrektur ist verbal und mit Spiegelhilfe möglich, ohne die Spannung zu mindern. Es wäre allerdings günstig, diese Geschichte erst dann einzusetzen, wenn das Kind die einzelnen Übungen schon gelegentlich durchgeführt hat und einigermaßen beherrscht.

Die Geschichte von der Maus

Es ist morgens 7 Uhr, die Sonne scheint schon, die Vögel zwitschern und das Mäuslein schläft noch.

- Es hat verschlafen (Zunge liegt flach im Mund, Schnarchen!).
- Plötzlich wacht es auf und reibt sich verwundert die Augen. Es läuft zum Fenster (offener Mund)
- und schaut rechts und links hinaus (Zunge rechts und links aus dem Mund).
- Doch weil es nicht genug sehen kann, steigt es auf das Balkongeländer (Zunge auf die Unterlippe)
- und läuft dort hin und her (Zunge leckt Unterlippe ab von einem Mundwinkel zum anderen),
- um zu sehen, was draußen alles passiert. Da bekommt das Mäuschen Lust, einen Spaziergang zu machen. Es läuft ganz schnell aus dem Haus (Zunge herausstrecken).
- Doch kaum ist es draußen, da fällt ihm ein, daß es seinen Sonnenbrille vergessen hat. Es läuft schnell noch einmal in den zweiten Stock (Zunge zur Nase).
- Dann holt es sich noch aus dem Keller etwas zu trinken (Zunge ans Kinn).
- Es wirft die Tür zu und klemmt sich dabei die Pfote ein (auf die Zunge beißen).
- Das Mäuschen kommt auf seinem Spaziergang zuerst zum Spielplatz. Dort steigt es auf die Wippe (Zunge rauf und runter),

- fährt Karussell (Lippen mit der Zunge umfahren),
- dann macht es noch einen Handstand (Zunge an Gaumen).
- Das Mäuschen geht weiter und trifft unterwegs ein anderes Mäuschen. „Hallo du, willst du nicht mit mir gehen?" Doch das andere Mäuschen hat ein Gipsbein (schnalzen)
- und kann nicht gut gehen. So geht unser Mäuschen allein weiter. Es klettert auf einen Berg (Zunge an die Nase)
- und taucht im Bach nach Fischen (Zunge ans Kinn).
- Danach macht es sich wieder auf den Heimweg. Unterwegs muß es noch durch einen Tunnel (Lippen nach vorne stülpen, Zunge durchstrecken).
- Als es dann noch der Katze begegnet, pfeift es vor lauter Angst (pfeifen),
- doch es kann sich noch retten. Zuhause angekommen hat es dann großen Hunger und ißt sich ganz dick (Zunge breit machen).
- Dann sucht es sich ein schönes Schlafplätzchen (Zunge in rechte und linke Wange, suchend)
- und legt sich hin zum Schlafen (Zunge flach im Mund).

5. Geräuschdifferenzierung

Geräusche, die wir selber erzeugen, z.B. Papier schneiden und reißen, Wasser schütten und tropfen lassen, Papier lochen, schreiben oder auf verschiedene Gegenstände klopfen.
- Die Geräusche werden in der Situation selbst produziert oder
- sind auf Tonband aufgenommen und sollen erraten und nachgemacht werden.
- Die Geräusche werden einander immer ähnlicher.
- Die Anzahl der Geräusche erhöht sich (Merkfähigkeit!).

Geräuschbüchsen, selbstgemacht oder gekauft, können
- nach laut-leise differenziert und
- zugeordnet werden. Dafür müssen immer mindestens zwei gleiche Büchsen vorhanden sein.

Geräusch-Lotto (Sound-Lotto)
- Zuordnung des Bildes zum Geräusch,
- Geräusche ohne Bilder erkennen,
- Geräusche imitieren.

6. Klangdifferenzierung

Merkmale: hoch – tief (besonders für Sigmatismen)
laut – leise
lang – kurz (Explosivlaute vs. Liquide/Frikative)
dick – dünn
(Vgl. auch Abb. 3, Phonematische Merkmalsmatrix)

Umsetzen bestimmter Klangmerkmale in Körpermotorik
- Arme heben bei hohen Tönen, senken bei tiefen.
- Arme ausbreiten bei lauten Tönen, Arme eng bei leisen.
- Tippelschritte bei kurzen Tönen, weite Schritte bei langen.
- Schleichen bei leisen Tönen, aufstampfen bei lauten.
- Sich strecken bei lauten Tönen, in die Hocke gehen bei leisen.
- Sich setzen bei dunklen Tönen, auf den Stuhl steigen bei hellen.

Zuordnen bestimmter Klangmerkmale zu Symbolen oder Gegenständen
- Laut ist ein dicker Punkt, leise ein kleiner.
- Vögel gehören zu hohen, Landtiere zu tiefen Tönen.
- Kurz ist ein Punkt, lang ist ein Strich.
- Hell ist Sopranflöte, dunkel ist Tamburin.
- Laut ist nah an dem gesuchten Ort, leise ist weit entfernt.

Klangdifferenzierungsaufgaben eignen sich zur Übung des auditiven Gedächtnisses und der Rhythmik. Für letztere werden Taktfolgen, die imitiert werden sollen, verändert. Indem sich Anzahl und Komplexität der auditiven Reize vergrößern, werden Aufmerksamkeit und Gedächtnis geschult. In diesen Bereich gehören auch die Aufgaben zum Richtungshören, z.B.
- Einen versteckten Wecker suchen lassen.
- Das Kind hat die Augen verbunden und sucht den vor sich hinsummenden Therapeuten.
- Das Kind läßt sich mit verbundenen Augen von einer Schallquelle (Glöckchen, Tamburin oder ähnlichem), die der Therapeut anschlägt, herumführen.

Phonologische Therapie am Beispiel: Stoplaut und Fließlaut

Auf dem Zoo-Spielplatz
Material: Tunnel, Wippe, Hartgummi-Tierfigürchen.
Vorgehensweise: Die Tiere gehen auf den Spielplatz. Sie dürfen entweder auf der Wippe (Stoplaut) hüpfen oder durch den Tunnel (Fließlaut) kriechen, je nachdem welche Art Laut der Therapeut vorgesagt hat (Abb. 15).

Zu beachten: Je nach Diskriminationsfähigkeit des Kindes werden zwei oder mehr Laute voneinander abgesetzt.

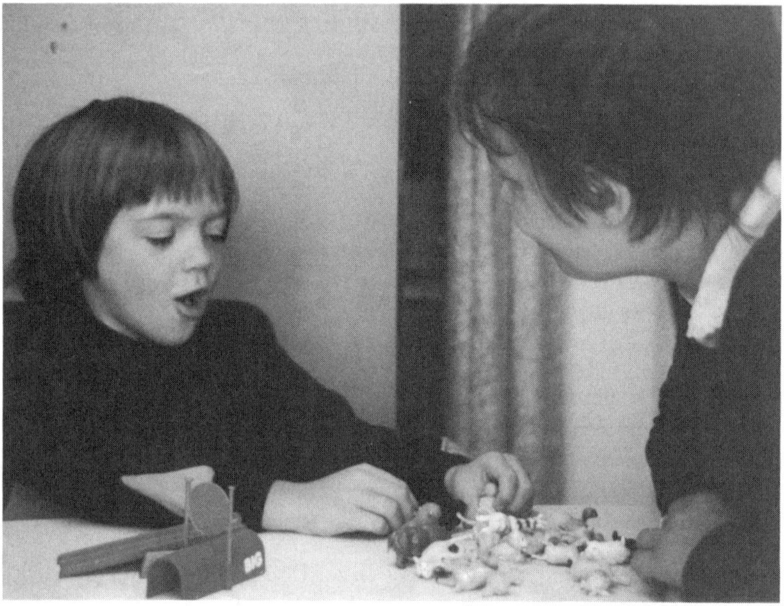

Abb. 15. Auf dem Zoo-Spielplatz. Welches Tier kommt dran? Darf es wippen oder durch den Tunnel kriechen?

Ballspiel
Material: Ball.
Vorgehensweise: Kind und Therapeut sitzen (stehen) sich gegenüber. Je nachdem, ob der Therapeut einen Stop- oder Fließlaut sagt, wird der Ball aufgeprellt (Stoplaut) oder gerollt (Fließlaut).
Zu beachten: Ist das Kind sehr unsicher, wird nachgefragt, was der Ball jetzt machen soll.
Variationsmöglichkeit: Auch die Mutter oder ein Geschwister kann die Lautvorgabe übernehmen.

Die Baufirma
Material: Quadratische und rechteckige Holzbauklötze.
Vorgehensweise: Der Therapeut als Baustoffverkäufer verkauft die langen Klötze für einen Fließlaut und die quadratischen für einen Stoplaut an das Kind.

Zu beachten: Das Kind bekommt hier unmittelbare Rückmeldung (in Form des Klotzes) über seine Lautproduktion.
Variationsmöglichkeit: Durch Rollentausch entsteht eine Hörübung.

Tierfütterung
Material: Bild eines großen Tieres und eines kleinen. Kurze und lange Strohhalme.
Vorgehensweise: Das Kind ist der Zoowärter und füttert die Tiere. Der Therapeut gibt das Futter aus. Er artikuliert einen Stoplaut und das Kind holt einen kurzen Strohhalm für das kleine Tier. Bei einem Fließlaut bekommt das große Tier einen langen Strohhalm.
Variationsmöglichkeit: Übernimmt das Kind den Sprechpart, bekommt es Rückmeldung über seine Sprechproduktion.

Geheimschriftdiktat
Material: Papier und Bleistift.
Vorgehensweise: Das Kind zeichnet, wenn es einen Stoplaut hört, einen Punkt, bei einem Fließlaut einen Strich.
Variationsmöglichkeit: Rollentausch, siehe oben.

7. Lautdifferenzierung

Wettrennen
Ziel: Unterscheidung zweier Laute.
Material: Ein Spielfeld; zwei Figuren.
Vorgehensweise: Die Spielfiguren haben verschiedene „Namen“ (Laute) und dürfen so oft hüpfen, wie ihr „Name“ vom Therapeuten genannt wird.
Zu beachten ist das Zahlenverständnis des Kindes.
Variationsmöglichkeit: Das Spiel kann auch auf der Silbenebene eingesetzt werden.

Kinderdiktat
Ziel: Unterscheidung zweier Laute.
Material: Tafel/Kreide oder Papier/Stift.
Vorgehensweise: Der Therapeut spricht abwechselnd zwei Laute in unregelmäßiger Reihenfolge; das Kind schreibt für den einen Laut einen Strich, für den anderen einen Punkt (//./.../.).
Zu beachten ist, daß dieses Spiel oft Kindern, die bald zur Schule kommen, besonders Spaß macht.
Variationsmöglichkeit: Diktiert werden Wörter mit geringer lautlicher Abweichung (Kopf-Topf) und ebenso einfach notiert. Tempo, Tonlage, Dynamik wer-

den verändert und dadurch die Aufgabe zusätzlich erschwert. Läßt man einen Kassettenrecorder mitlaufen, so kann durch Kontrolle nochmals geübt werden.

Es fliegt was in der Luft
Ziel: Unterscheidung von zwei oder mehr Lauten.
Material: Artikulationsspiegel; Figuren, die Flugzeug, Fliege, Wind etc. repräsentieren.
Vorgehensweise: Hinter dem Spiegel läßt der Therapeut die Fliege (**fffff**) oder das Flugzeug (**jjjjj**) oder den Wind (**wwwww**) hören. Rät das Kind richtig, so taucht die Figur (das Kärtchen) auf.
Zu beachten: Es muß auf die Differenzierungsfähigkeit des Kindes abgestimmt werden, ob mehr als zwei Laute unterschieden werden sollen.
Variationsmöglichkeit: Tempo, Dauer, Tonlage, Dynamik der Laute können verändert und damit die Übung erschwert werden.

Vielfraß
Ziel: Unterscheidung von zwei oder mehr Lauten.
Material: Krokodil oder andere Handpuppe, die einen offenen Schlund hat und etwas schlucken kann, z.B. verschieden farbige Muggelsteine.
Vorgehensweise: Der „Vielfraß" frißt sehr viel, aber nicht alles. Der Therapeut bietet ihm alle möglichen Laute (Muggelsteine) an, aber er frißt nur die mit dem Ziellaut.
Zu beachten: Kinder kommen mit der Puppe leicht ins Spielen, daher sollte die Übung nicht zu lang sein. Je nach Differenzierungsfähigkeit des Kindes verwenden wir zwei oder mehr Laute.

Kasperle als Detektiv
Ziel: Unterscheidung zwischen richtigem und falschem Laut.
Material: Handpuppe Kasperle; Kinder-Lexikon; weiße und schwarze Muggelsteine; evtl. Tonbandgerät.
Vorgehensweise: Der Therapeut liest Begriffe vor, in denen der zu übende Laut initial vorkommt. Kasperle muß herausfinden, wann der Laut richtig gesprochen wurde und wann falsch. Er legt dann einen weißen oder einen schwarzen Muggelstein auf das Bild.
Variationsmöglichkeit: Die Begriffe sind bereits auf Band gesprochen.
Zu beachten: Dazu sollte das Kind auf das Mundbild verzichten können. Bei Zischlauten sollte außerdem das Gerät sehr gut sein.

Der geizige Räuber
Ziel: Unterscheidung zwischen richtigem und falschem Laut.
Material: Räuberhandpuppe; Muggelsteine; Behälter.
Vorgehensweise: Der Räuber will sich einen großen Schatz sammeln. Ob er unterscheiden kann zwischen gutem Geld (= richtiger Laut) und Falschgeld

(= falscher Laut)? Der Therapeut bietet dem Räuber die Dukaten mit unterschiedlichen Lauten (richtig und falsch gebildet) an. Hat der Räuber das Falschgeld nicht erkannt, muß er einen Dukaten aus seinem Schatz hergeben.
Zu beachten: Das Kind muß die Frustration, etwas zu verlieren, ertragen können.

Leiterspiel
Ziel: Unterscheidung von zwei oder mehr Lauten.
Material: Das Leiterspiel (im Handel) oder eine gekennzeichnete Leiter und eine Spielfigur (z.B. kleine Wäscheklammer mit aufgemaltem Kopf und dem Ziellaut).
Vorgehensweise: Bei einem bestimmten Laut (Ziellaut) darf das Männchen die Leiter um eine Sprosse hochklettern, bei den anderen (Nicht-Ziellauten) muß es herunterklettern. Der Therapeut artikuliert abwechselnd Ziellaut und andere Laute.
Zu beachten: Die Übung sollte nicht zu lange dauern, da die Gefahr des Sich-Verspielens sehr groß ist.
Zu beachten: Nimmt man zwei Leitern und zwei Männchen, gibt es einen Wettkampf darum, ob das „Ziellautmännchen" oder das andere gewinnt. Das Herunterklettern fällt hier weg.

Die Tierdressur (Abb. 16)
Ziel: Unterscheidung von zwei oder mehr Lauten.
Material: Frosch (Fingerpuppe); andere Tiere (je nach zu übendem Laut); evtl. Bildkärtchen.
Vorgehensweise: Ein kleiner Frosch will Tiere dressieren, um mit ihnen im Zirkus aufzutreten. Zuerst müssen die Tiere lernen, auf ihre Namen zu hören, dann sollen sie in immer abwechselnder Reihenfolge durch die Manege marschieren. Der Therapeut gibt die Reihenfolge vor, indem er die Anfangslaute hintereinander sagt, z.B. **s** – **f** – **w** – (Seehund, Vogel, Walroß).

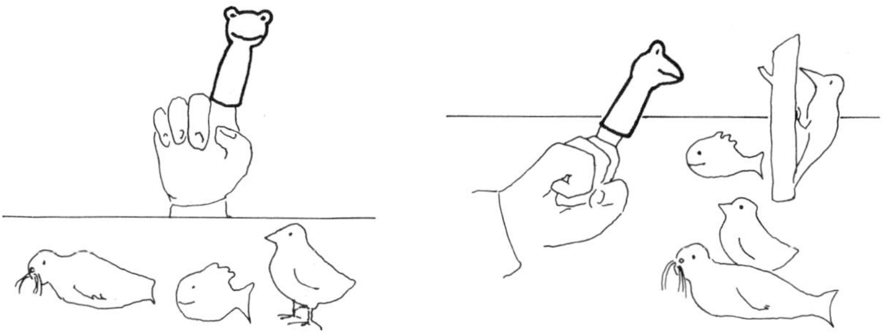

Abb. 16. Die Tierdressur.

Variationsmöglichkeit: Tiere gehen auf Expedition. Die Reihenfolge richtet sich danach, für welche Aufgaben die einzelnen Tiere am besten geeignet sind. So findet z.B. die Schlange am besten durch den Urwald, das Bienchen kann als Kurier vorausfliegen, der Seehund trägt die anderen durchs Wasser. Zu beachten: Die Tiere können auch nach den Geräuschen ausgewählt werden, die sie von sich geben: Bienchen **zz**, Schlange **ss**, etc.

Zunge paß auf!
Ziel: Unterscheidung von k und t in einer Silbe.
Material: keines.
Vorgehensweise: Die Therapeutin artikuliert ka und ta. Hört das Kind ta, so soll die Zungenspitze sich vorne oben hinter die Schneidezähne verstecken. Hört es hingegen ka, so versteckt sich die Zunge hinter die unteren Schneidezähne.
Variationsmöglichkeit: Zusätzlich legt das Kind ein Puffreis (o. ä.) in die TAsse bei ta oder nimmt eine KArte bei ka.

Hausbau
Ziel: Lautdifferenzierung.
Material: Handpuppen, Bauklötze.
Vorgehensweise: Die Handpuppen haben verschiedene Namen, z. B. Rrr und Llll. Je nachdem, welchen Namen die Therapeutin sagt, nimmt sich der eine oder die andere einen Baustein. Wer ist wohl zuerst fertig??
Variationsmöglichkeit: Die Handpuppen können auch Silben-Namen haben, z. B. Ba und Bla.

Differenzierung zwischen Standard-s und fehlgebildetem s

Streicharbeit
Material: Ein mit blauen und roten **s**-Graphemen beschriebenes Blatt.
Vorgehensweise: Je nachdem, ob der Therapeut ein richtiges oder falsches **s** gesagt hat, streicht das Kind ein blaues oder rotes Graphem durch.
Zu beachten ist die jeweilige Konzentrationsspanne des Kindes.
Variationsmöglichkeit: Das Spiel eignet sich auch für andere Laute, wenn das Kind zwei verschiedene Laute ihren Graphemen zuordnen kann.
Oder: Das Kind streicht das Graphem nur dann durch, wenn der Laut richtig war.

Spaziergang im Urwald
Material: Stoffschlangen (Gummischlangen oder ähnliches); Bauklötze.
Vorgehensweise: Schlangenmutter und -kind machen einen Spaziergang. Das Schlangenkind geht hinter seiner Mutter. Sie müssen sehr aufpassen und ge-

hen immer nur einen kleinen Schritt weiter. Ist die Luft rein, sagt die Mutter **ssss**, und das Kind geht weiter. Ist es gefährlich, sagt sie **thth th** (oder einen ähnlich fehlgebildeten Laut), und das Schlangenkind geht einen Schritt zurück. Der Weg ist mit Bausteinen markiert. Ein Baustein = ein Schritt.
Zu beachten: Da wenig Handlung gefordert ist, kommt das Kind schnell ins freie Spielen.
Variationsmöglichkeit: Rollentausch, wenn das Kind den Laut sprechen lernen soll.

Tauffest
Material: Zwei Fingerpüppchen; kleine Plastiktiere oder Bildkärtchen; Bauklötzchen für das Haus von Sa und Su.
Vorgehensweise: Die beiden Schwestern Sa und Su (Fingerpüppchen; Bienchen und Libelle oder ähnliches) machen ein Tauffest. Viele Tiere sind eingeladen. Sie dürfen aber nur dann hereinkommen, wenn sie die beiden Gastgeber richtig beim Namen gerufen haben. Sonst müssen sie sich wieder hinten anstellen. Der Therapeut übernimmt die Rolle der Tiere; Sa und Su werden vom Kind gespielt.
Zu beachten: Das Kind sollte wissen, was eine Taufe ist.
Variationsmöglichkeit: Die Gastgeber können auch andere Namen haben (Silben oder Wörter).

Berg und Tal
Material: Zwei verschiedene Klangstäbe oder andere, in der Tonhöhe unterschiedliche und unterscheidbare Instrumente.
Vorgehensweise: Je nachdem, welches **s** der Therapeut sagt, schlägt das Kind das höherklingende (beim korrekten **s**) oder das tieferklingende (beim falschen **s**) Instrument an.
Zu beachten ist, daß das Kind wissen muß, daß das korrekte **s** hohe Frequenzen hat (höher klingt).
Variationsmöglichkeit: Diese Übung kann generell zur Unterscheidung von höher- und tieferfrequenten Lauten eingesetzt werden.

Kontrollturm
Material: Artikulationsspiegel; Figuren, die „Biene" und „Hummel" darstellen.
Vorgehensweise: Wir sind am Flughafen. Hinter dem Spiegel fliegen entweder Bienen (**sssss/zzzzz**) oder Hummeln (**ththth** oder ähnliche Fehlbildung). Der Kontrollturm (Kind) muß die Hummeln erkennen und wieder wegschicken; nur die Bienen dürfen landen.
Zu beachten ist, daß das Kind seine Artikulation im Spiegel kontrollieren soll/kann, wenn es zum Imitieren angeregt wird.
Variationsmöglichkeit: Rollentausch, wenn das Kind den Laut sprechen lernen soll.

Schatzsuche
Material: Dinge, die als „Schatz“ gelten können.
Vorgehensweise: Der Therapeut hat einen Schatz versteckt, das Kind sucht ihn. Je näher das Kind dem bewußten Ort kommt, desto schärfer klingt das **s**.
Zu beachten: Das Spiel eignet sich gut für wahrnehmungsgestörte Kinder, die sich im Raum zurechtfinden sollen. Das Zimmer sollte jedoch nicht zu ablenkend sein.
Variationsmöglichkeit: Der Schatz kann ein Puzzle sein, oder sonst ein Teil eines Spiels (z.B. ein Frosch für das Frosch-Spiel). Dieses Spiel kann auch bei der Lautanbahnung eingesetzt werden. Dann versteckt das Kind den Schatz, und der Therapeut reagiert nur auf dessen korrekt gebildetes **s**.

Fleißige Bienenarbeit
Material: Ein Blatt Papier mit der Darstellung einer großen Blume und eines Bienenstocks; Bienchen (aus Kunststoff, Plüsch oder auf einem Bildkärtchen); Muggelsteine; Smarties.
Vorgehensweise: Eine kleine Biene möchte Honig holen. Sie fliegt so lange über einer Blume, bis aus dem falschen **s** ein richtiges geworden ist (der Therapeut gibt den richtigen oder falschen Laut vor). Dann senkt sich ihr Flug, und sie holt sich von der Blume Blütenstaub (Muggelsteine, vermischt mit kleinen Schokoladenstückchen). Damit fliegt sie zum Bienenstock und landet dort auch erst wieder, wenn sich das **s** (**z**) korrekt anhört. Das Spiel geht so lange weiter, bis der ganze Blütenstaub abgeholt ist.

Ein Spiel mit Instrumenten
Material: Pauke, Trommel, Triangel oder ein ähnliches Instrument.
Vorgehensweise: Der Therapeut spricht abwechselnd richtige und falsche **s**. Das Kind reagiert auf den richtigen Laut, indem es auf das Instrument schlägt. Bei korrekter Reaktion werden die Rollen getauscht, vorausgesetzt, der Laut kann schon gelegentlich richtig gebildet werden.
Zu beachten: Das Spiel eignet sich besonders gut für die Gruppe. Dabei sitzen die Kinder im Kreis und eines von ihnen mit dem Instrument in der Mitte. Die Kinder artikulieren verschiedene **s**. Bei einem korrekt gebildeten Laut schlägt der Trommler auf sein Instrument und das Kind, das das **s** gesprochen hat, darf in die Mitte.
Variationsmöglichkeit: Können die Kinder den Laut überhaupt noch nicht bilden, erhalten sie alle ein Instrument und reagieren auf die richtigen bzw. falschen Lautäußerungen des Therapeuten. Für jede richtige Reaktion werden sie belohnt.

8. Lautlokalisation

Fleißiger Käfer
Material: Käfer aus Ton mit einer Schleife zum Ziehen; Muggelsteine; Schälchen.
Vorgehensweise: Der Therapeut sagt Wörter mit dem Ziellaut am Anfang oder Ende des Wortes. Das Kind läßt nun den Käfer einen Muggelstein in das linke „Nest" (Schälchen; = Laut am Anfang) oder in das rechte „Nest" (= Laut am Ende) bringen.
Zu beachten: Die Anzahl der zu transportierenden Steine sollte vorgegeben werden, damit das Kind eine Vorstellung von der Anzahl der Aufgaben erhält.
Variationsmöglichkeit: Später kann man auch noch den Laut in der Mitte dazunehmen. Oder: Das Kind entscheidet, ob überhaupt der Ziellaut gesprochen wurde. Das Spiel ist für alle Laute, die verschiedene Positionen einnehmen können, gleichermaßen geeignet.

Steckkasten (Abb. 17)
Material: Schuhschachtel; Kärtchen mit Bildern (An- und Auslaut) oder Symbolen; Muggelsteine, Puzzleteile oder andere Belohnung.
Vorgehensweise: Therapeut oder Kind benennen die Bildchen. Das Kind entscheidet, ob das Bild in den linken Schlitz der Schachtel gesteckt werden soll (Anlaut) oder in den rechten (Auslaut). Hat es richtig eingeworfen, so liegt hinter der Schachtel die Belohnung.
Variationsmöglichkeit: Arbeiten mit Symbolkärtchen. Graphische Hinweise neben den Schlitzen erleichtern die Aufgabe.

Kopf und Schwanz (nach Van Riper 1978)
Material: Keines.
Vorgehensweise: Der Therapeut sagt ein Wort, worauf das Kind entsprechend mit dem „Schwanz" (Po) oder mit dem Kopf wackelt – je nachdem, ob der Ziellaut am Anfang oder am Ende steht.
Zu beachten: Ist auch sehr gut für Gruppen geeignet.
Variationsmöglichkeit: Kann auch mit Silben durchgeführt werden.

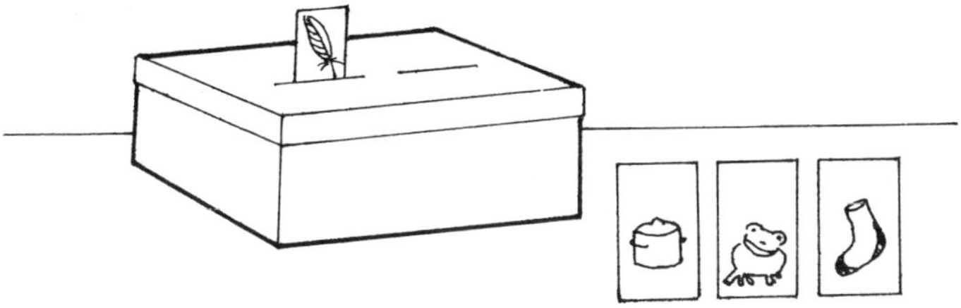

Abb. 17. Steckkasten.

Züge beladen
Material: Größerer Holzzug mit drei (zwei) beladbaren Wagen; Bauklötze oder ähnliches.
Vorgehensweise: Der Therapeut sagt ein Wort. Das Kind als Speditionsleiter muß herausfinden, auf welchen Wagen (vorne – Mitte – hinten) die Güter geladen werden sollen.

Dompteur
Material: Ausgeschnittenes Tier mit Schnur zum Festhalten; zwei Ringe.
Vorgehensweise: Der Therapeut sagt ein Wort, bei dem der Ziellaut initial steht, worauf das Tier in den vorderen Reifen springen muß. Steht der Ziellaut als Auslaut, so muß das Tier in den hinteren Reifen springen.
Variationsmöglichkeit: Die Tiere können auch an einem Stab befestigt sein und wie im Puppenspiel vor und zurück bewegt werden.

In einer Straße ist viel los
Material: Klötzchenstraße aus drei Häusern, die unterschiedliche Funktionen haben können; Autos, Tiere, Püppchen, Taxi etc.
Vorgehensweise: Taxi, Tiere, Menschen gehen/fahren zu dem vorderen/mittleren/hinteren Haus, je nachdem, an welcher Position im Wort der zu übende Laut vorkommt. Der Therapeut spricht die entsprechenden Begriffe vor.

Orchesterprobe
Material: Drei verschiedene Instrumente.
Vorgehensweise: Der Dirigent (Therapeut) gibt die Einsätze für die verschiedenen Instrumente. Das Orchester (Kind) muß genau aufpassen, wann welches Instrument seinen Einsatz hat. Je nach Position des Lautes im Wort wird ein anderes Instrument gespielt.
Zu beachten: Das Kind sollte die Instrumente nebeneinander vor sich liegen haben, damit die Orientierung leichter fällt.

Die Gymnastikstunde
Material: Drei Bälle oder drei Stühle oder drei aufgemalte Kreise.
Vorgehensweise: Je nach Position des Lautes wirft das Kind den entsprechenden Ball dem Therapeuten zu, oder es setzt sich auf den entsprechenden Stuhl oder springt in einen der Kreise.

Kärtchen sortieren
Material: Bildkärtchen, die Begriffe darstellen, in denen der zu übende Laut in allen Positionen vorkommt; eine Wäscheleine, kleine Wäscheklammern, drei Dosen, drei Reifen.
Vorgehensweise: Das Kind erhält vom Therapeuten die Bildkärtchen, die dieser benannt hat, und sortiert sie je nach Position des Lautes, indem es sie auf eine Wäscheleine spannt, in eine Dose steckt oder in einen Reifen wirft.

Variationsmöglichkeit: Fortgeschrittene können die Kärtchen auch selbst „lesen".

Wir „malen" einen Clown
Material: Darstellung eines Clown, jedoch ohne Farbe, in dreifacher Ausfertigung; Muggelsteine.
Vorgehensweise: Wir legen drei Clownbilder nebeneinander, bei denen alle Kreise mit Muggelsteinen belegt werden (Augen, Nase, Knöpfe, Bommeln am Hut etc.).
Variationsmöglichkeit: Anstelle des Clowns können wir eine Luftballonfrau oder ein Kind mit Seifenblasen oder ähnliche Kreisbilder verwenden.

Wir puzzlen um die Wette
Material: Drei kleine Puzzles.
Vorgehensweise: Je nach Position des Ziellautes werden die Puzzles um ein weiteres Teil bereichert. Welches Puzzle ist zuerst fertig?
Zu beachten: Die Puzzles können entsprechend dem Ziellaut ausgewählt werden, z.B. **Sch**wein, Mu**sch**el, Fro**sch**.

Kunterbuntes
Material: Schnur mit großer Perle; Murmeln und Torbögen; drei Kerzen; Libelle aus Büroklammern/Watte; ein Bogen Papier mit aufgemalten „Straßen".
Vorgehensweise: Die Perle wird auf einer gespannten Schnur hin- und hergeschoben. Die Schnur kann durch Farbe in drei Felder eingeteilt werden, oder man kann einfach Anfang/Mitte/Ende bezeichnen bzw. vorn/Mitte/hinten. Die Murmeln werden in einen Schuhkarton gerollt, aus dem wir drei Torbögen ausgeschnitten haben. Wir können auch andere Ziele verwenden. Drei Kerzen werde nebeneinander aufgestellt und je nach Position des Ziellautes ausgeblasen. Aus Papier und einer Büroklammer basteln wir Libellen (Watte tut's auch) und pusten sie auf der zugehörigen vorderen/mittleren/hinteren Straße entlang. Es genügt auch eine Straße, die dreigeteilt wird und auf der wir bis zum Anfang, bis zur Mitte oder bis ans Ende pusten.

9. Lautanbahnung

Für die Lautanbahnung, die oft direkt zu erfolgen hat (s. S. 53), stellen wir jeweils vier Bereiche vor, mit deren Hilfe sie erfolgen kann. (a) beschreibt den Bewegungsablauf, (b) weist hin auf die Möglichkeit, mit grobmotorischen Hilfsbewegungen (nach Dreher 1983) zum Laut zu kommen, (c) erklärt entsprechende Hilfsmittel und unter (d) finden sich Vorstellungshilfen, die besonders für kleinere Kinder wertvoll und hilfreich sind. Die Bereiche können nicht nur einzeln herangezogen werden, sondern auch in einer Kombination. Ausschlag dafür gibt das jeweilige stammelnde Kind selbst.

Laut

b (a) Lippen zusammenlegen und weich mit einem stimmhaften Luftstrom öffnen.
(b) Eine leicht ausholende Gebärde mit einem Arm führt die nach innen offene Hand (Finger geschlossen) an die Lippen. Man übt einen leichten Druck auf die Lippen aus, hinter denen sich die Luft staut (ohne Backenaufblasen). Durch rasches Abheben der Hand wird die Luft frei und **b** ertönt. Diese Übung ist mehrmals durchzuführen, indem die Hände abwechselnd an die Lippen geführt werden.
(c) Spiegel-visuell.
(d) Hüpfender Ball, Teppich ausklopfen.

ch^1 (a) Mund leicht geöffnet, Zunge liegt breit und nach oben gewölbt im Mund (wie bei **j**), Luft rauscht darüber hinweg.
(c) Vorwiegend Kinästhetik.
(d) Luft hell rauschen lassen. Hexe kichert lautlos (ohne Stimme). Nießen.

ch^2 (a) Etwas größere Mundöffnung als beim **ch**^{1}, Zunge weiter nach hinten ziehen. Luft am Rachen rauschen lassen.
(c) Kinästhetik.
(d) Fauchende Katzen spielen, evtl. mit gebastelten Katzenkopfmasken. Dialog Katzenmutter (**ch**^{2}) und Katzenkind (**ch**^{1}), das noch eine helle Stimme hat.

d (a) Zunge an die oberen Schneidezähne legen, mit stimmhaftem Luftstrom nach unten fallen lassen.
(b) Die Finger- oder Fußspitzen werden an einen Gegenstand gedrückt, gleichzeitig drückt die Zungenspitze an die Alveolen. Oder die Fingerspitzen der einen Hand nähern sich von unten her der anderen Hand und drücken dagegen.
(c) Spiegel-visuell.
(d) Mit der Zungenspitze die an die Rückseite der Schneidezähne gestrichene Nußcreme in kleinsten Portionen abnehmen lassen, **da** dazu sagen. Auf **d** symbolische Kirschenkerne ausspucken (nicht bei interdentalen Störungen). Tröpfeln, auf großer Trommel trommeln.

f (a) Zunge liegt locker im Mund. Die Unterlippe wird leicht angespannt und nahe an die Kanten der oberen Schneidezähne gebracht. Dann wird geblasen: Die Luft reibt sich zwischen Zahnkante und Lippe.
(b) Die Fingerspitze des Zeigefingers wird auf die in Opposition befindliche Daumenkuppe steil aufgesetzt und dann mit leichtem Druck weggeschnalzt. Die übrigen Finger machen hintereinander die gleiche Schnalzbewegung. Man wirft sich einen am Ende geknoteten Schal zu oder einen in Stoff eingewickelten Tennisball mit „Schwanz“ und hört/spricht dazu **f**.
(c) Spiegel-visuell.
(d) Durch enge Mundöffnung Kerzen ausblasen. Feuer anblasen, heiße Suppe kühlen, Luft in den Reifen blasen durch ein Ventil (enger Mund), Papier zerreißen. Eine müde Maus ist gerannt. Luft kommt aus einem Reifen oder Ballon. Sprühen.

g (a) Mittlere Kieferöffnung. Zunge hebt sich in ihrem hinteren Teil an den weichen Gaumen und senkt sich unter dem stimmhaften Luftstrom weich.
(b) Fersenbetontes Gehen. Oder: Die Oberarme liegen am Körper an, die Unterarme werden mit geballter Faust nach oben abgewinkelt. Ellbogen seitlich heben und langsam, möglichst weit nach hinten gezogen, wieder an den Körper pressen; **g** sprechen im Moment des Anpressens. Für abwechselndes **d** und **g** Schaukelbewegungen mit Körper, Armen oder nur mit dem Kopf. Auf Stimme achten!
(c) Kinästhetik.
(d) Bei Ersatzlaut **d** Zungenspitze mit dem Zeigefinger festhalten und sprechen. Kopf nach hinten legen. **Gagaga**, die Ente. Flüssigkeit gluckert aus der Flasche. Gackernde Henne.

h (a) Mit einem leichten Reibegeräusch, das im Kehlkopf entsteht, ausatmen. Zunge liegt dabei locker auf dem Mundboden, so daß keine Enge im Mundraum entsteht.
(b) Man wirft einen 40 cm großen Peddigrohrring, weit nach hinten ausholend, in den Knien federnd, dem Partner auf **h** zu.
(d) Sehenswürdigkeiten bestaunen.

j (a) Mund- und Zungenstellung wie bei **ch**[1], aber jetzt mit Stimme.
(c) Kinästhetik.
(d) Stimmhaftes **ch**[1]. **i** verlängern oder einen Vokal vor das **i** setzten. Esel schnell rufen lassen, **iiaa**. Aufheulender Motor.

k (a) Mund- und Zungenstellung wie bei **g**, Bewegung etwas kräftiger und ohne Stimme.

(b) Mit beiden Händen einen Ball locker umgreifen. Während der Einatmungspause wird der Ball über den Kopf gehoben und dann zur Artikulation scharf senkrecht auf den Boden geworfen.
(c) Kinästhetik.
(d) Boxhiebe verteilen, Holz hacken, Krokodil schießt Muggelsteine aus dem Mund, Zungenspitze vorne mit dem Finger festhalten, **ang** sagen, dann Nase zuhalten. Zeigefinger (= Zunge) im Maul eines Stoffkrokodils bei **t** vorne, bei **k** hinten heben. Husten.
Auf dem Rücken liegen und rrrr sagen, dann imaginäre Seifenblasen mit hochschnellendem Arm kaputtmachen.

l (a) Kiefer leicht geöffnet. Zungenspitze im Bereich der Grenze zwischen Zahnfleisch und vorderen Schneidezähnen. Stimmhafter Luftstrom tritt an den Seiten heraus.
(b) Freies Drehen der einzelnen Finger, die nicht drehenden Finger bleiben ruhig. Steigerung durch Drehen der Handgelenke, Schultergelenke, evtl. Fußgelenke.
(c) Spiegel-visuell.
(d) Unterseite der Zunge betrachten. **n** artikulieren, dann die Luft durch den Mund strömen lassen. Die Zunge ist ein Tor, das den Mund verschließt. Beim Mundöffnen soll beobachtet werden, ob das Tor noch verschlossen ist, d.h. ob die Zunge noch anliegt. Wellen plätschern.

m (a) Lippen leicht geschlossen lassen und stimmhafte Luft durch die Nase geben.
(b) Zwei Partner schieben sich leicht mit ausgestreckten Armen, Handfläche an Handfläche, durch den Raum.
(c) Spiegel-visuell und taktil anhand der Vibrationen.
(d) Gutes Essen genießen. Brummen wie ein Bär. Summen.

n (a) Kiefer leicht geöffnet. Zungenspitze im Bereich der Grenze zwischen Zahnfleisch und vorderen Schneidezähnen. Gaumensegel locker, so daß die Luft durch die Nase strömt.
(b) Zwei Partner stehen sich mit ausgestreckten Armen und leicht abgewinkelten Händen gegenüber, Fingerspitzen an Fingerspitzen. Bei **n** wird auf diese ein leichter Druck ausgeübt, beim nachfolgenden Vokal wieder gelöst.
(c) Spiegel-visuell und taktil an den Nasenflügeln.
(d) Kopfschütteln und **nn** = Verbieten. Wimmernder Hund.

p (a) Lippen schließen, durch einen Luftstrom (stimmlos) Verschluß sprengen.

(b) Ein handgroßer Ball wird mit einer Hand nach Ausholen (Einatmen) gegen eine Wand geworfen.
(c) Spiegel-visuell.
(d) Lippen knallen lassen. Kerze mit **p** ausblasen. Motorboot.
Auf dem Mund liegendes Papierschnipsel bei zurückgelegtem Kopf auf **p** plötzlich hochfliegen lassen.

r (a) Kiefer leicht geöffnet. Zunge locker am Mundboden. Die stimmhafte Luft bewegt rhythmisch das Gaumensegel (Gaumen-r) oder die Zungenspitze (Zungenspitzen-r) oder die Lippen (Kutscher-r).
(b) Ein kleiner Wollknäuel wird aufgewickelt.
(c) Kinästhetik.
(d) Gurgeln. Fauchen. Schnarchen. Wecker rasseln lassen. Pferd anhalten: **brrr**. Daumen an den Mundboden legen und Zungengrund rhythmisch drücken, gleichzeitig die Vorstellung, daß von oben gedrückt wird. Stimmgebung! Hund oder Wolf knurrt. Auf den elektrischen Türöffner drücken! (Kehlkopf) und aufmachen: **rrr**. Start eines Autos.

s (a) Kiefer wenig öffnen, Zungenspitze legt sich knapp vor die Rückseite der oberen Schneidezähne, Zungenmuskulatur ist leicht angespannt und bildet leicht konkave Form. Hierdurch strömt die (stimmhafte oder stimmlose) Luft und reibt sich an der Enge zwischen Zungenspitze und Zahnkanten (apikales **s**). Beim dorsalen **s** liegt die Zunge hinter den unteren Schneidezähnen.
(b) Arme mit nach unten gekehrten, offenen Handflächen nach vorne ausgestreckt. Geschlossene Finger, Bewußtsein in den Fingerspitzen. Arme waagrecht nach rechts und links gestreckt auseinanderführen, bei dieser Bewegung **s** artikulieren.
(c) Spiegel-visuell.
(d) Aus einer Tankstelle fließt Benzin. Biene (stimmhaftes **s**), Schlange (stimmloses **s**). **t** wie einen Kaugummi langziehen. Luft gegen die Zähne strömen lassen. Niesen: „Hatsie!“ Bei interdentaler Bildung: Die Zunge ist der Hund (Maus), der in seiner Hütte bleiben soll, draußen sitzt der Dompteur (Katze), der aufpaßt, daß er beim Sprechen nicht herauskommt. Guckt er heraus: „Der Hund gibt wieder keine Ruh!“ Teekessel. Zischen.

sch (a) Lippen nach vorne leicht gestreckt, Zahnreihen fast geschlossen, Zunge leicht nach hinten gezogen und breit. Stimmlose Luft reibt vorne an den Schneidezähnen.
(b) Endstellung des **s** mit seitlich ausgebreiteten Armen, die jetzt locker

sind. Die Handflächen drehen sich nach oben, die Hände werden sachte zum Körper geführt, die Finger sind jetzt locker geöffnet.
(c) Spiegel-visuell.
(d) Dampflok, Dampfschiff. Schweineschnäuzchen oder -rüssel. Skifahren. Zischen. Rauch kommt aus dem Schornstein. Streichholz in Kerze halten, Geräusch beobachten und imitieren. „Seid leise!“

t (a) Kiefer leicht geöffnet. Zungenspitze an die Hinterseite der oberen Schneidezähne legen und mit Hilfe des Luftstroms diesen Verschluß sprengen.
(b) Wie bei **d**, nur flacheres, kräftigeres Ablösen der Fingerspitzen.
(c) Spiegel-visuell.
(d) Tropfen tröpfeln. Kirschkerne ausspucken. **n** artikulieren und dabei Nase zuhalten. Siehe auch Übungen für **d**, wobei auf Stimmlosigkeit geachtet werden muß. Uhr: „Tick-tack“.

w (a) Zunge liegt locker im Mund, leichte Kieferöffnung. Leichte Spannung der Unterlippe und Heranbringen an die Kanten der oberen Schneidezähne. Der stimmhafte Luftstrom reibt sich an dieser Enge.
(b), (c), (d) Übungen wie bei **f**, aber mit Stimme. Rasierapparat.

z (a) Kiefer leicht geöffnet. Zungenspitze preßt sich an die Rückseiten der oberen Schneidezähne (wie bei **t**) und zieht sich dann, wenn der stimmlose Luftstrom kommt, leicht zurück, um ihm den Austritt und die Reibung zu ermöglichen.
(b), (c) siehe unter **t** und **s**.
(d) Zischen wie eine Schlange. Schnell viele **t** sagen (rennen lassen), dann „abspringen“ und „auslaufen“ lassen. Wassertropfen auf heißer Herdplatte. Lokomotive läßt Druckluft ab. Häufiges Schlüsselwort: „Hatzi!“ (niesen).

Lauterkennungzeichen nach Heidelberger (in Rieder 1980)

b Zeigefinger und Daumen berühren sich.
d Der gekrümmte Zeigefinger tippt mit der Fingerspitze etwas nach unten. Man denke dabei an das Tippen der Zungenspitze an den Zahnwulst.
f/v Zeige- und Mittelfinger werden ähnlich wie beim Rauchen nach vorne geführt. Dabei wird der Luftstrom abgefühlt.
g wird mit der flachen Hand gezeigt; Daumen und Zeigefinger berühren den Hals, so daß der Laut abgefühlt werden kann.

h Dieser Laut wird über die flache Hand gehaucht, die mit einem nachgesprochenen Vokal etwas nach vorne geht.

k Der gewölbte Zeigefinger drückt auf den hinteren Teil des Mundbodens in Richtung der Artikulationsstelle.

l Der schräg oben weggeführte Zeigefinger macht die Bewegung der Zunge nach oben.

m Die flache Hand wird an die Wange gelegt.

n Der Zeigefinger liegt an der Nase, fühlt die Vibration ab.

p Daumen und Zeigefinger schnalzen einander.

r Der Zeigefinger drückt mit seiner Spitze etwas an den hinteren Mundboden in Richtung der Artikulationsstelle.

s Der Zeigefinger wird vor den Mund gehalten, so daß der Luftstrom abgefühlt werden kann.

t Der Zeigefinger wird neben dem Mund kurz nach vorne getippt. Der Finger wird gerade gehalten.

w Die gebogenen Finger fassen mit den Fingerspitzen an die Unterlippe.

z Der Zeigefinger wird seitlich schnell vom Mund weggezogen und der folgende Vokal gleichzeitig gesprochen.

a Daumen und Zeigefinger werden vor dem Mund weit auseinander bewegt.

e Der ausgestreckte Zeigefinger wird von links nach rechts am Mund vorbeigeführt.

i Der gestreckte kleine Finger wird vor den Lippen aufrecht gehalten.

o Der Zeigefinger beschreibt eine größere kreisende Bewegung vor dem Mund.

u Wie **o**, nur ist die kreisende Bewegung sehr klein.

Lautebene
Allgemein

Spuren verwischen
Ziel: Der Einzellaut im Vergleich mit einem anderen Laut.
Material: Beschriftete Zettel.
Vorgehensweise: Zettel mit den beiden verschiedenen Lauten (deren Graphemen) werden auf dem Zimmerboden verteilt. Sie sollen aufgesammelt und mit „nach Hause" gebracht werden. Dazu muß das Kind, bevor es den nächsten Schritt tut, das Zeichen erkennen und den Laut sagen.
Zu beachten: Das ist ein Spiel für den Anfang, weil der Laut ohne Zeitdruck artikuliert werden kann.
Variationsmöglichkeit: Wenn unter Zeitdruck gearbeitet werden soll, kann gestoppt werden, wie lange das Kind für diesen Spaziergang braucht. Falls die

Frustrationstoleranz belastet werden soll, muß das Kind den Zettel dann wieder hinlegen, wenn der Laut nicht korrekt gesprochen wurde. Dieses Spiel ist auch für die Gruppe geeignet. Anstelle von Lauten können für ein späteres Stadium auch Bildkärtchen verwendet werden.

Der Buchstabenautomat
Ziel: Der Einzellaut im Vergleich mit einem anderen Laut.
Material: Clowns- oder andere Maske, aus der der Mund ausgeschnitten wird; langes Papierband mit zwei Graphemen/Symbolen; Gefäße, Schere.
Vorgehensweise: Der lange Papierstreifen wird aus dem Mund der Maske herausgezogen und darf nach jedem Zeichen abgeschnitten werden, nachdem der Laut gesprochen wurde. Anschließend wird der Abschnitt in das dazugehörige Gefäß geworfen.

Würfelspiel
Ziel: Einzellautfestigung.
Material: Ein selbstgefertigter Spielplan, Würfel, Spielsteine.
Vorgehensweise: Es wird nach den Regeln des üblichen Würfelspiels gespielt, nur daß hier beim Vorrücken der Laut artikuliert wird. Hat man z.B. eine 6 gewürfelt, wird der Laut sechsmal gesprochen.
Zu beachten: Da die Zeit nicht beachtet werden muß, kann das Spiel zu Therapiebeginn gespielt werden. Es ist auch für die Gruppe geeignet.
Variationsmöglichkeit: Auf besonderen Feldern liegen Kärtchen mit Aufgaben, oder es müssen gewisse Zaubersprüche gesagt werden.

Laut, lauter, am lautesten
Ziel: Einzellautfestigung.
Material: Tonband- oder Feedback-Gerät. Mikrophon und Verstärker.
Vorgehensweise: Das Kind probiert am Mikrophon alle möglichen Laute aus, um den richtigen zu finden. Ist er gefunden, darf es den Lautstärkeknopf so weit aufdrehen, wie es möchte. Spaß macht auch die Arbeit mit dem Lee-Effekt, wobei das Kind ein sehr gutes auditives Feedback bekommt.

Schubs den Ballon
Ziel: Einzellautfestigung.
Material: Luftballon.
Vorgehensweise: Das Kind schubst den Luftballon mit der Hand hoch und artikuliert dabei den Laut. Wir zählen, wie oft es das schafft. (Da die Kinder dabei meist immer geschickter werden, machen sie das Spiel auch gerne). – Schubs den Ballon fördert die motorische Koordination.
Variationsmöglichkeit: Wenn das Kind geschickter wird, lernt es auch, den Luftballon mit einem Finger hochzuschubsen. Später kann es auch mit Silben oder Einsilbern gespielt werden.

Bei Liquiden/Frikativen

Schneckenrennen
Ziel: Festigung des Einzellautes.
Material: Eine kleine Spielzeugschnecke (oder anderes Kleingetier).
Vorgehensweise: Das Kind läßt die Schnecke auf einem Strich oder entlang der Tischkante laufen. Sie muß stehenbleiben, wenn sie den Laut nicht mehr hört.
Variationsmöglichkeit: Die Länge des Lautes kann variiert werden, indem man manchmal schnellere, manchmal langsamere Tiere nimmt oder sich diese gegenseitig gibt.

Spielplatz (Abb. 18)
Ziel: Festigung des Einzellautes.
Material: Tafel, Kreide.
Vorgehensweise: Auf einer Tafel sind verschiedene Spielplatzgeräte dargestellt. Das Kind kann mit dem Laut Stufen hinaufsteigen (stakkato gesprochen) oder herunterrutschen bzw. in weitem Bogen herunterspringen (gedehnter, langgezogener Laut). Auf ein Blatt Papier aufgemalt, läßt sich auch mit einem Spielstein turnen.
Variationsmöglichkeiten: Später kann auch auf die Silbenebene übergegangen werden, um den Laut mit einem Vokal zu verbinden. Auf der Rutschbahn heißt es dann z.B. **r-r-r-r-r-r-r** (Treppchen hochgehen) und **rrrooooooo** (Rutschen). Das **o** hat oben gewartet und das **r** nimmt es dann zum Rutschen mit.

Schweben
Ziel: Dehnen und damit festigen des Einzellautes.
Material: Seifenblasen (oder vorgetrocknete Blätter, Luftballon).

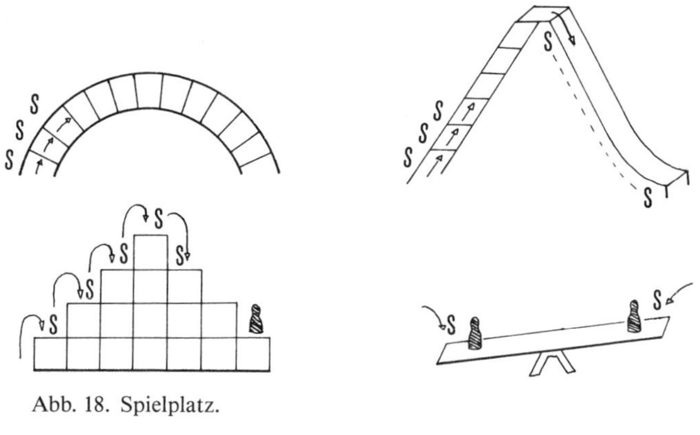

Abb. 18. Spielplatz.

Vorgehensweise: Wir lassen die Seifenblasen (oder ähnliches) zu Boden schweben und halten den Laut so lange aus, bis sie unten angekommen sind.
Variationsmöglichkeit: Je nach Material und Standort (z.B. auf dem Tisch) ist die Dehnungsdauer unterschiedlich lang. Soll das **f** gefestigt werden, so ist es der Wind, der so lange bläst, bis alles auf der Erde liegt.

Hindernisrennen
Ziel: Einzellautfestigung bei Frikativen.
Material: Bauklötze (oder andere Formen); kleine Autos oder ähnliches Material.
Vorgehensweise: Formen werden auf dem Tisch zu „Straßen" angeordnet. Das Kind hat ein Auto (oder ein Tier oder ähnliches), das durch die Straßen hindurchfährt, wobei der Frikativ artikuliert wird. Wird der Laut falsch oder gar nicht mehr gesprochen, muß das Auto an den Start zurück. Jeder Spieler darf eine Strecke nur einmal fahren.
Variationsmöglichkeit: Soll „auf Zeit" gearbeitet werden, so kann man den Specht einsetzen, der den Stab herunterrutscht.

Ballonwerfen
Ziel: Einzellautfestigung aller Laute (auch Silbenebene).
Material: Ein Luftballon.
Vorgehensweise: Ein Ballon wird hin- und hergeworfen. Immer dann, wenn der Partner den Ziellaut korrekt artikuliert hat, darf der Ballon geworfen werden.

Schnüre ziehen
Ziel: Einzellautfestigung.
Material: Schachtel, in der bunte, unterschiedlich lange Schnüre stecken, innen durch Knoten gesichert.
Vorgehensweise: Kind und Therapeutin ziehen an einer Schnur und dehnen dabei den Ziellaut so lange, wie die Schnur zu ziehen ist.
(Die Idee stammt von M. Hübner und ist beschrieben im FORUM Logopädie 2/92.)

Silbenebene
Allgemein

Züge bauen
Ziel: Festigung eines Lautes in der Silbe.
Material: Farb- oder Zahlenwürfel; Muggel- oder Bausteine als Lokomotive und Wagen.

Vorgehensweise: Wird eine bestimmte Farbe oder Zahl gewürfelt, gewinnt man einen Eisenbahnwagen. Jeder hat einen anderen Namen, z.B. „Ka", „Ko", „Ki" usw. Als Zugführer muß man immer wieder sagen, wie der Zug jetzt heißt (z.B. Lok – Ko-Ko-Ka-Ki) wobei der zuletzt gewonnene Wagen (Silbe) jeweils angehängt wird.
Zu beachten: Ist der Laut noch wenig gefestigt, so hilft ein Taschenspiegel zur optischen Kontrolle.

Wir singen Selbsterdachtes (Abb. 19)
Ziel: Festigung des Lautes in der Silbe unter einem gewissen Zeitdruck.
Material: Klavier, Xylophon oder ähnliches Instrument.
Vorgehensweise: Was tut ein Komponist? Er erfindet Lieder! Wir tun das auch und spielen auf dem Klavier. Da wir aber noch keinen Text haben, singen wir auf der Silbe (sososo, lalala . . . usw.).
Zu beachten: Das Kind sollte schon ein wenig diszipliniert arbeiten können, denn hier gibt es wenig Korrekturmöglichkeiten außer der Unterbrechung. Der Laut sollte schon recht gut sitzen und nun Festigung erfahren.

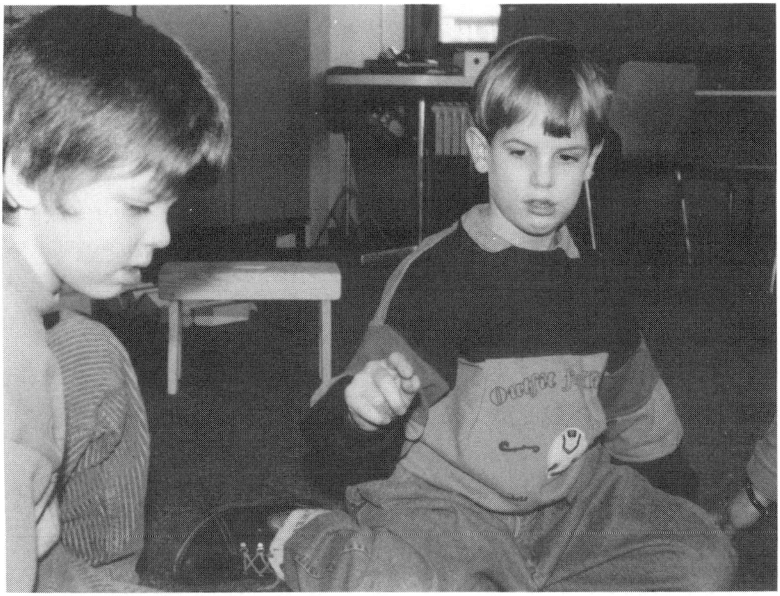

Abb. 19. Julian hört genau zu, welches Lied Sebastian gespielt hat, denn er singt es gleich auf die Silbe „so".

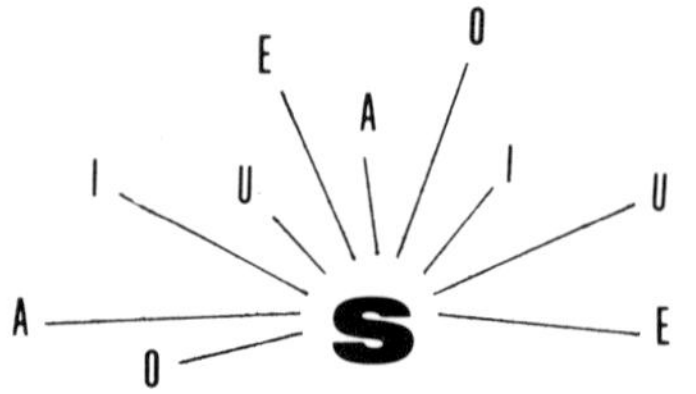

Abb. 20. Vokale schießen.

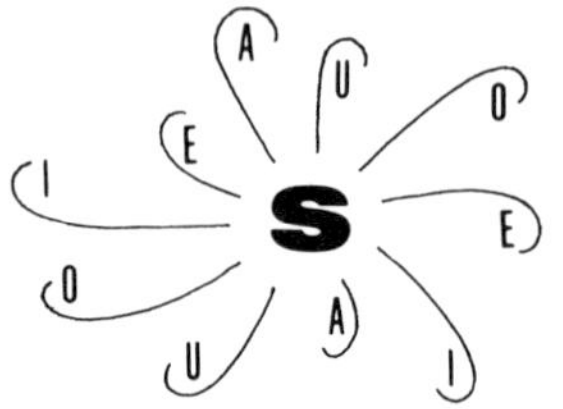

Abb. 21. Lasso.

Hütchenspiel
Ziel: Verbindung des Konsonanten mit einem Vokal.
Material: Spielhütchen.
Vorgehensweise: Der Therapeut und das Kind nehmen je ein Spielhütchen auf ihre Zeigefinger, das eine hat den zu lernenden Konsonanten und der andere einen Vokal als Namen. Beide rufen immer wieder ihren Namen und wenn sie zusammenkommen, verbinden sich beide.

Buchstabenschießen (Abb. 20)
Ziel: Übergang vom gedehnten Laut zur Silbe oder Wortebene.
Material: Ein Blatt Papier, auf dem der zu übende Laut und darüber sternenförmig Vokale aufgemalt sind; Bleistifte oder Farbstifte.
Vorgehensweise: Kind und Therapeut schießen mit dem Stift von dem Konsonanten aus einen Vokal ab. Während der Stift bewegt wird, artikuliert das Kind den Laut. Ist der Vokal getroffen, wird er an den Ziellaut angehängt. (**ssssss . . o. ssssssss . . a**). Bei Nichttreffen wird wiederholt.
Zu beachten: Es besteht die Gefahr, daß das Kind sich zu sehr auf das Schießen und zu wenig auf die Artikulation konzentriert. Entweder hat es kinästhetisch nur geringe Schwierigkeiten, oder aber der Laut sitzt schon recht gut.
Variationsmöglichkeit: Anstelle der Vokale liegen für jeden oben abgebildeten Punkt Bildkärtchen auf dem Blatt. Ist der Punkt getroffen, erhält man das Kärtchen zum Benennen. Die Vokale können auch mit dem „Lasso“ eingefangen werden. Das ergibt ebenfalls eine fließende Artikulation (Abb. 21).

Nimm mich mit
Ziel: Verbindung von Ziellaut und Vokal.
Material: 2 unterschiedlich farbige Bälle.
Vorgehensweise: Therapeutin und Kind sitzen sich gegenüber. Sie rollen sich erst langsam zwei unterschiedliche Bälle zu, wovon einer den Ziellaut, der andere einen Vokal repräsentiert. Dabei kann der Ziellaut als Initial- oder als Finallaut eingesetzt werden. Das Kind imitiert die Therapeutin, die das Kind zu einer immer engeren Verbindung zwischen Ziellaut und Vokal führt.

Zu beachten: Da das Tempo gewechselt werden kann, und das Kind Zeit zum Überlegen und Spüren hat, ist das Spiel besonders für das Anfangsstadium geeignet.
(Dieses Spiel stammt von Mona Michel, Stuttgart.)

Bei Liquiden/Frikativen

Weitsprung (Abb. 22)
Ziel: Dehnen des Einzellautes mit angehängtem Vokal.
Material: Tafel und Kreide oder Papier und Stift.
Vorgehensweise: Das **s** (**n, l, m, j, f, r, w**) übt Weitsprung. Es nimmt einen langen Anlauf, und wenn es abspringt, nimmt es noch einen anderen Gesellen (Vokal) mit.

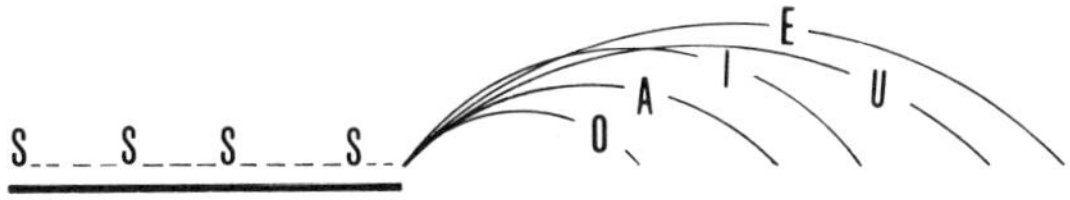

Abb. 22. Weitsprung.

Wir machen eine Reise oder Die Schnecke (Abb. 23)
Ziel: Verbinden von Einzellaut und Vokal zur Silbe.
Material: Tafel und Kreide oder Papier und Stift.
Vorgehensweise: Das Kind zeichnet auf einem waagrechten Strich eine immer kleiner werdende Spirale (Schnecke), die durch den Strich genau halbiert wird. In der einen Hälfte sprechen die Leute anders, nämlich **s** als in der anderen, nämlich **a** (**e, i, o, u** . . .).
Anmerkung: Die Idee stammt von Van Riper (1976).

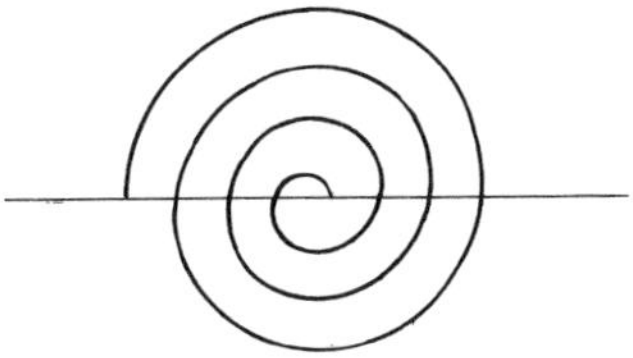

Abb. 23. Die Schnecke. Wir machen eine Reise.

Viele Kinder
Ziel: Festigung der Silbe.
Material: Aus halbfestem Papier ausgeschnittene Ziehharmonikafiguren.
Vorgehensweise: Die Mädchen und Jungen haben verschiedene Silbennamen (z.B. „Sa“ und „So“). Sie rufen sich gegenseitig. Sie tanzen miteinander und singen auf den Silben ihrer Namen. Sa gibt So zum Schluß einen Kuß!

Silben-Wort-Ebene

Allgemein

Tiere raten

Ziel: Festigung auf Silben- bzw. Wortebene.

Material: Kleine Plastiktiere oder Holztiere; Muggelsteine für den Clown; Puzzleteile.

Vorgehensweise: Tiere, die nach den erforderlichen Silben benannt wurden, sind in der Hand des Therapeuten und sollen geraten werden. Für jedes erratene Tier gibt es einen Muggelstein für das Bild oder ein Puzzleteil. Wird falsch ausgesprochen, wird ein Stein/Puzzleteil weggenommen. Auf der Wortebene erhalten die Tiere ihren vollen Namen.

Variationsmöglichkeit: Die Tiere sollen für den Zoo eingekauft werden. Sie kosten drei Muggelsteine. Wenn sie also dreimal richtig geraten wurden, wandert das gekaufte Tier in den Zoo des Kindes und der Therapeut bietet ein weiteres Tier an.

Der Zauberbär

Ziel: Festigung auf Laut-, Silben- oder Wortebene – alle Laute.

Material: Ein Seifenblasenbär.

Vorgehensweise: Der Therapeut hält den „Zauberbär" in der Hand, der sein Blasrohr nur dann hochgehen läßt und Blasen produziert, wenn das Kind den Zauberspruch (Laut, Silbe, Wort) richtig gesagt hat.

Reiten

Ziel: Festigung auf Laut-, Silben oder Wortebene.

Material: Keines.

Vorgehensweise: Das Kind darf auf dem Rücken des Pferdes (Therapeut) reiten. Aber das Pferd ist sehr eigensinnig und bewegt sich nur dann vorwärts, wenn es ein bestimmtes Kommando bzw. seinen Namen (Laut, Silbe, Wort) hört. Kommando bzw. Namen suchen wir je nach dem zu übenden Laut aus. Zu beachten: Das Kind muß bei Konzentration in der Lage sein, den Laut korrekt auszusprechen.

Zauberspiele (Abb. 24)

Ziel: Festigung auf Laut-, Silben-, Wort- oder Satzebene.

Material: Handpuppen aller Art; Gegenstände; Bildchen; „Schatz" (Muggelsteine in einer Kiste) etc.

Vorgehensweise: Der „Zauberer" (Kind) sagt seinen „Zauberspruch" (Laut, Silbe, Wort, Satz), worauf sich etwas verändert (ein Gegenstand fehlt, ein Spielzeug ist dazugekommen, der Zoo ist um ein Tier reicher, die Hexe hat einen Teil ihres Schatzes verloren usw.).

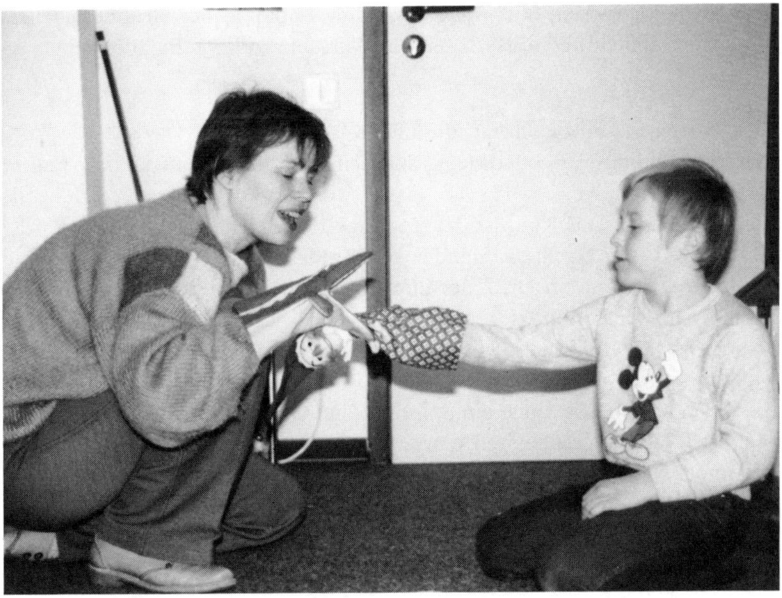

Abb. 24. Zauberspiele. Das Krokodil muß die Kärtchen abgeben, wenn der Kasper sie erkannt und durch das Benennen die Macht des Krokodils gebrochen hat.

Anmerkung: Ein sehr beliebtes und sinnvolles Spiel, denn der Zauberspruch wirkt nur dann, wenn der Laut richtig artikuliert wurde. Außerdem motivieren die Handpuppen. Laut, Silbe und Wort können mehrfach artikuliert werden, damit wir einen richtigen Zauberspruch erhalten: „k,k,k, ohhh!"

Wortebene

Allgemein

Wörter reparieren
Ziel: Wortebene und Hörtraining.
Material: Evtl. Bildwortkärtchen.
Vorgehensweise: Der Therapeut erklärt, was „reparieren" bedeutet. „Man kann auch Wörter reparieren", stellt er fest. Er sagt **Donne** oder **onne** statt **Sonne** und läßt das Wort vom Kind „reparieren". Ist das Kind noch kleiner, so arbeitet man am besten mit Bildwortkärtchen. Für jede gelungene „Reparatur" bekommt das Kind das entsprechende Kärtchen. Anschließend kann man mit den Kärtchen z.B. Lotto oder Memory spielen.

Variationsmöglichkeit: Viel Spaß kann dieses Spiel in der Gruppe machen; die Kinder sollten allerdings bereits im Vorschul- oder Schulalter sein.

Diebe!
Ziel: Wortebene und Konzentration.
Material: Bildkärtchen oder kleine Spielzeugtiere; Telefon; evtl. Tuch, um die Augen zu verbinden.
Vorgehensweise: Das Kind ist der Zoodirektor (Ladenbesitzer, Gärtner oder ähnliches). In der Nacht, während er schläft (dem Kind werden die Augen zugebunden), kommt ein Dieb, der ihm ein Tier (Lebensmittel, Gemüse usw.) klaut. Wenn der Zoodirektor „morgens" weiß, welches Tier ihm geklaut wurde und das der Polizei telefonisch richtig gemeldet hat, bekommt er sein Tier wieder.
Zu beachten: Dies ist auch ein Spiel für eine Gruppe von Vorschulkindern. Man stellt die entsprechenden Wörter aus der Wortliste im Anhang (S. 154ff) zusammen.

Geschichten erzählen in Fortsetzungen
Ziel: Von der Einwort- zur Mehrwortebene.
Material: Keines.
Vorgehensweise: Eine Geschichte wird aufgebaut, indem immer der nächste Spieler ein Adjektiv anfügt. Z.B.: Ein Floh – Ein kleiner Floh – Ein kleiner, neugieriger Floh – usw.
Zu beachten: Das Spiel trainiert neben dem Schlüsselwort auch die Merkfähigkeit und eignet sich gut für Vorschul- und Schulalter. Es kann in der Therapie leicht monoton werden, eignet sich aber gut als Spiel in der Familie (z.B. bei langen Autofahrten).

Zaubereien
Ziel: Festigung auf Wortebene.
Material: Auf Karton aufgeklebte Abbildungen von Gegenständen, die sich reimen (z.B. aus Cervenka: Wer ist das? Was ist das?).
Vorgehensweise: Es wird gezaubert, indem man ein Kärtchen benennt und es danach umdreht, z.B.: Simsalabim – aus dem Haus wird – Kärtchen umdrehen – die Maus! Dabei soll der eine Spielpartner sprechen, der andere handeln.
Zu beachten: Die Kärtchen sollten, vor allem bei jüngeren Kindern, schon eingeführt sein, sonst ist die Zauberei zu schwierig.

Das Seerosennest
Ziel: Festigung auf Wortebene.
Material: Frösche (aus dem Frosch-Spiel); Bildkärtchen.
Vorgehensweise: Jeder Mitspieler hat einen Frosch, der „Seerosenblätter" sam-

melt (Bildkärtchen), indem er drauf hüpft. Nachdem sie richtig benannt wurden, dürfen sie mitgenommen und zu einem schönen „Nest" verarbeitet werden.

Ungleiche Zwillinge
Ziel: Festigung auf Wortebene – alle Laute – alle Positionen.
Material: Eine Liste von „ungleichen Zwillingen", z.B. süß – sauer, **schw**arz – **weiß** (ʃ**w** oder **w** oder **s** final), **gr**oß – **kl**ein, hei**ß** – **k**alt, Ro**ck** – **H**ose, gerade – **kr**umm, links – rechts etc.
Vorgehensweise: Der Therapeut gibt einen unvollständigen Satz vor und läßt mit einem der „Zwillinge" ergänzen: „Der Schnee ist nicht schwarz, der Schnee ist . . .".
Anmerkung: Der Ziellaut kann Anlaut, Auslaut, Inlaut sein. Die Wortpaare können in den meisten Fällen mehrfach verwendet werden, je nachdem, welche Position der Ziellaut einnehmen soll.

Hütchen schießen
Ziel: Festigung auf Wortebene – alle Laute.
Material: Kugelhütchen; Bauklötze; Situationsbilder aus der Werscherberger Bilderserie; evtl. Muggelsteine als Punkte.
Vorgehensweise: Kind und Therapeut schießen abwechselnd mit dem Kugelhütchen gegen einen Wall aus Bauklötzen. Das Hütchen fällt dabei wieder zurück und bleibt auf einem Gegenstand des davor liegenden Bildes liegen, der dann als „getroffen" benannt wird. Gewonnen hat, wer am meisten Wörter mit dem Ziellaut getroffen hat.

Das Würfelspiel (Abb. 25)
Ziel: Festigung auf Wortebene – alle Laute.
Material: Ein großer Holzwürfel mit aufgemalten Gegenständen, entsprechend dem zu übenden Laut (z.B. Feder, Fisch, Vogel, Flugzeug, Fahne, Fuß); Spielplan; Muggelsteine.

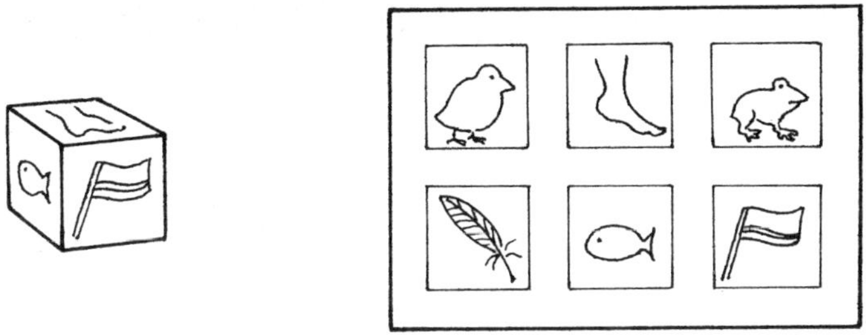

Abb. 25. Würfelspiel.

Vorgehensweise: Mit dem Würfel wird ein Spielplan abgewürfelt, auf dem die Gegenstände des Würfels abgebildet sind. Die erwürfelten Bilder werden mit Muggelsteinen belegt. Gewonnen hat derjenige, der seinen Spielplan zuerst ausgefüllt hat.

Zu beachten: Bei **f**-Stammlern bietet es sich an, zu fragen: „Was fehlt noch?" – „Mir fehlen zwei Vögel und ein Fisch." Bei anderen Lauten werden nur die Begriffe benannt.

Telefonische Bestellung (Abb. 26)

Ziel: Festigung auf Wort- oder Satzebene.

Material: Handelsübliches Telefonspiel, Gegenstände aus „Blinde Kuh", Würfel.

Vorgehensweise: Die Gegenstände werden in die Felder um die Telefonscheibe gelegt. Der Würfel zeigt an, wie weit gewählt werden soll. Die Gegenstände, auf die der Zeiger zeigt, werden benannt, oder in einen Satz bzw. eine Geschichte eingebaut.

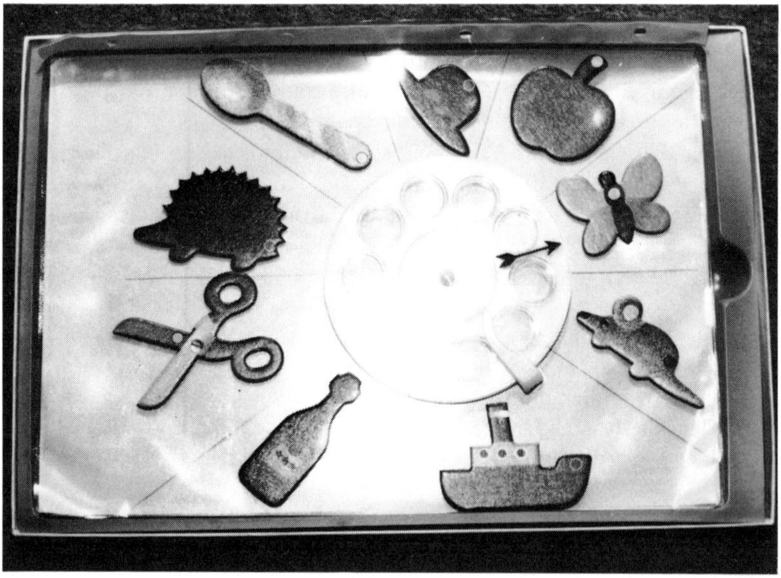

Abb. 26. Das Telefonspiel mit Figuren aus dem Spiel „Blinde Kuh".

Wir machen eine Geschichte

Ziel: Einbettung der Zielwörter in Sätze.

Material: Bildkärtchen.

Vorgehensweise: Der Therapeut erfindet eine Geschichte, in der immer wieder bestimmte Begriffe fehlen. Diese soll das Kind einsetzen und sucht dafür aus den vorliegenden Bildkärtchen ein passendes aus.

Zu beachten: Durch entsprechende Ausschmückung kann der kindliche Wortschatz erweitert und das Zuhörverhalten verbessert werden.
Variationsmöglichkeit: Anstelle von Bildern können Gegenstände oder Figuren verwendet werden. Die Anzahl der einzusetzenden Begriffe läßt sich verändern.

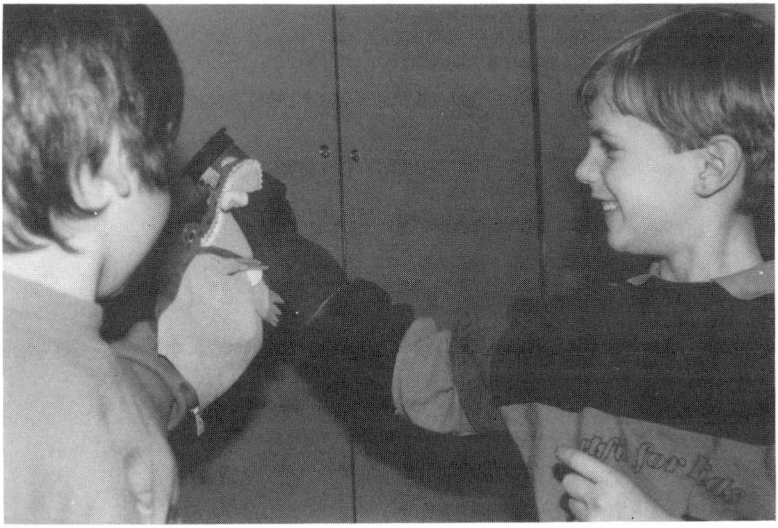

Abb. 27. Julians Polizist hält dem Krokodil das Maul zu – „Katze" war nicht richtig ausgesprochen.

Fehlergeschichte (Abb. 27)
Ziel: Hören von Fehlern, Wortebene expressiv.
Material: Zwei Handpuppen, evtl. Bildkärtchen.
Vorgehensweise: Die Puppe des Therapeuten erzählt eine Geschichte, spricht aber die Begriffe nicht immer richtig aus. Die Puppe des Kindes muß sie stoppen und korrigieren. Danach darf die Geschichte weitererzählt werden.
Zu beachten: Das Spiel ist – mit einer kurzen Geschichte – auch für jüngere Kinder oder in der Gruppe geeignet.

Bepunkten
Ziel: Erkennen des Ziellautes.
Material: Farbige Klebepunkte.
Vorgehensweise: Therapeutin und Kind suchen im Raum Dinge, die mit dem Ziellaut anfangen und kleben einen Klebepunkt darauf.

Zu beachten: Man kann auch hören, in welchem Ding der Ziellaut sich generell befindet. Oder: Das Kind bekommt Klebepunkte mit nach Hause und macht das gleiche dort.

Einkaufen
Ziel: Festigung auf Wortebene – alle Laute – (evtl. Satzebene).
Material: Bildkärtchen; evtl. ein kleines Körbchen; Muggelsteine.
Vorgehensweise: Wir kaufen ein in den Reihen von Memory- oder anderen Bildkärtchen. Die Mutter sagt dem Kind, was es einkaufen soll, oder es sucht sich die „Waren" selbst aus. Der Therapeut als Verkäufer nimmt die Bestellung entgegen. Das Kind erhält die „Ware" bei korrekter Artikulation.
Anmerkung: Sind nur wenige „Waren" vorhanden, so legt man zu den Bildchen Muggelsteine, die diese verkörpern. Dadurch kann auch der Mengenbegriff geübt werden.
Bei **f**-Stammlern empfiehlt es sich, möglichst **v**ier und **f**ünf Teile von einer Ware einzukaufen.
Zu beachten: Wir können die „Bestellung" auch als Satz formulieren: „Geben Sie mir bitte . . .!" „Ich hätte gern . . .!"

Wo leben die Tiere (Abb. 28)
Ziel: Festigung verschiedener Laute auf Wort- bzw. Satzebene.
Material: Ein selbstgebastelter Spielplan, auf dem zwischen leeren Feldern bunte Felder sind; kleine Tiere (Holz oder Kunststoff) oder Abbildungen von Tieren; Würfel.

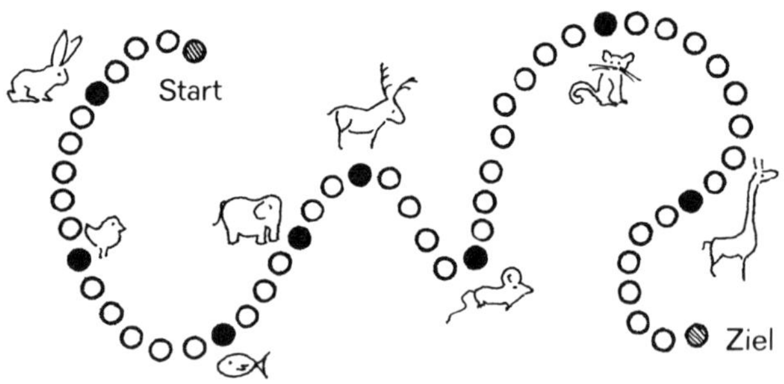

Abb. 28. Wo leben die Tiere?

Vorgehensweise: Auf die bunten Felder des Spielplans kommen die Tiere. Unser Ziel ist es, Tiere für **Z**oo (**K**äfig) oder **G**arten einzukaufen oder herauszufinden, ob sie in **W**ald oder **F**eld, auf dem **L**and oder im **M**eer (**W**asser/**L**uft) leben. Je nach dem zu übenden Laut werden wir die Aufgabe stellen bzw. die Zuordnung vornehmen.

Entweder-Oder-Spiele
Ziel: Festigung des Ziellautes auf Wortebene – verschiedene Positionen.
Material: Keines.
Vorgehensweise: Der Therapeut nennt eine Reihe von Begriffen, und das Kind ordnet sie einer von zwei genannten Kategorien zu, z.B.: Glas oder Holz (Gl-/z[ts]); schnell oder langsam? (schn-/l-); dunkel oder hell? (-nk-/l); warm oder kalt? (w-/k-); Winter oder Sommer? (w-/s-); trocken oder naß? (tr-/-s); klettern oder kriechen? (kl-/kr-); Fell oder Federn? (f-/f-); Fisch oder Vogel? (f-/f-).
Anmerkung: Dieses Spiel können Eltern gut nebenbei mit ihren Kindern spielen, z.B. beim Autofahren. Es eignet sich gut zur Begriffserweiterung und schult das Denken.

Wett-Sprechen
Ziel: Unter Zeitdruck richtig sprechen.
Material: Bildkärtchen; Specht an der Stange (Stoppuhr, Kreisel oder ähnliches); Kassettenrecorder.
Vorgehensweise: Die Bildkärtchen, die für den Ziellaut stehen, werden auf dem Tisch ausgebreitet. Es sollen möglichst viele von ihnen benannt werden in der Zeit, die der Specht braucht, um die Stange herunterzurutschen (der Kreisel sich dreht, zehn Sekunden vorbei sind etc.). Für jeden korrekt artikulierten Begriff gibt es einen Punkt. Bei falscher Artikulation wird ein Punkt abgezogen. Die Kontrolle erfolgt nachträglich über den Kassettenrecorder.
Variationsmöglichkeit: Es sollen innerhalb einer bestimmten Zeit möglichst viele Begriffe auf einem Situationsbild entdeckt werden. Die Gegenstände werden durch Muggelsteine markiert. Je weniger die Aussprache korrigiert werden muß, desto mehr Zeit steht für das Sammlen von Punkten zur Verfügung. Wenn die festgesetzte Zeit abgelaufen ist, werden die Muggelsteine gezählt.

Satzebene

Ich gehe auf die Reise
Ziel: Festigung auf Satzebene – alle Laute – alle Positionen.
Material: Evtl. Bildkärtchen, falls das Kind noch zu wenig Begriffe aus dem Kopf weiß.
Vorgehensweise: Das Spiel: „Ich gehe auf die Reise und nehme ein . . . mit“, wird mit Begriffen gespielt, bei denen der Ziellaut im An-, In- oder Auslaut steht.
Zu beachten: Soll der Ziellaut im In- oder Auslaut stehen, empfiehlt es sich auf jeden Fall, Bildkärtchen zu verwenden, da die Kinder kaum selbständig passende Begriffe finden werden.

Interview
Ziel: Festigung auf Satzebene – alle Laute und Positionen.
Material: Kassettenrekorder und Kassette, Mikrophon (kann auch symbolisch sein).
Vorgehensweise: Die Therapeutin führt ein Interview mit dem Kind als einem berühmten Forscher/Sportlerin/Filmstar o. ä. Nach dem „Interview" hören sich beide das Band auf den entsprechenden Laut an.
Zu beachten: Günstig für etwas ältere Kinder.

Raten
Ziel: Festigung auf Satzebene – alle Laute und Positionen.
Material: Bildkärtchen, Bilder, Fotos u. a.
Vorgehensweise: Therapeut bzw. Kind beschreiben ihr Bild und lassen den anderen raten, was es darstellt.
Zu beachten: Man kann zur Kontrolle den Kassettenrekorder benutzen.

10. Spiele und Übungen für bestimmte Laute

Der Laut **ch**[1], **ch**[2]

Das rechthaberische Krokodil
Ziel: Wort-Silbenebene **ch**.
Material: Kleine Plastiktierchen.
Vorgehensweise: Das Kind spielt das Krokodil, das immer wieder anderen Tieren begegnet. Jedes Tier sagt, was es kann, z.B.: „Ich kann singen!" Das Krokodil sagt: „Ich auch!" Das Tier bestreitet: „Nein!" Das Krokodil behauptet: „Doch!"
Zu beachten: In dieser Form des Spiels ist keine nonverbale Korrekturmöglichkeit eingebaut; d.h. das Kind sollte bereits in der Lage sein, die Laute in die Alltagssprache zu übernehmen, in der Übungssituation also schon relativ sicher sein (gut für streitlustige Kinder!).
Variationsmöglichkeit: Das Spiel wird wie oben gespielt. Der Dialog geht jedoch nur so lange, bis das Krokodil „Ich auch!" sagt. Hat es das richtig gesagt, glaubt ihm das andere Tier und streitet nicht weiter.

Die Angeber
Ziel: Wort-Silbenebene **ch**.
Material: Kleine Plastiktierchen.
Vorgehensweise: Die Tiere begegnen sich in Wald/Wiese/Urwald/Steppe usw. Sie haben Ärger gehabt und geben nun schrecklich an. Das Kamel: „Ich habe einen Höcker!" Der Affe: „Ich habe einen Schwanz!". Das vom Therapeuten

gespielte, reagierende Tier antwortet zustimmend, falls das **ch** richtig ausgesprochen wurde. Andernfalls sagt es „stimmt nicht", dreht sich um und geht weg.
Zu beachten: Wichtig ist, daß den Kindern der Zusammenhang zwischen Sich-geärgert-haben und Angeben klargemacht wird, besonders Kindern, die leicht mißmutig sind.
Variationsmöglichkeit: Vertauscht man die Rollen, so ergibt sich ein Hör-Spiel. Das reagierende Tier kann „Ich auch!" oder „Ich nicht!" sagen.

Der hungrige Drache
Ziel: Wortebene **ch**.
Material: Ein Stoff-Untier oder ein richtiger Drache; Kasperle- oder Fingerpuppe; Bildkärtchen (oder Gegenstände) mit **ch**-Wörtern.
Vorgehensweise: Das Kind ist der Drache und sagt! „Ich bin der Drache, ich habe Hunger. Du mußt mir was zu fressen geben, sonst fresse ich dich auf!" Der Therapeut bietet ihm immer zwei verschiedene Kärtchen an und fragt: „Was willst du haben?" Der Drache wählt und „verschlingt" eines davon.
Zu beachten: Auch kleinere Kinder mögen den fressenden Drachen gern. Sie haben manchmal etwas Schwierigkeiten, den langen Satz zu behalten. Er muß auch nicht wörtlich wiederholt werden. Anfangs genügt es, wenn das zu fressende Ding richtig benannt wird.
Variationsmöglichkeit: Ein Rollentausch macht aus diesem Spiel eine Hörübung.

Wer möchte was?
Ziel: Wortebene **ch**.
Material: Kärtchen aus dem Helferspiel, Kofferpacken oder ähnliches; leere und mit einem bunten Punkt markierte Kärtchen; Smarties, Erdnüsse, Wibele oder ähnliche Verstärker.
Vorgehensweise: Der Therapeut hat einen Stapel Helferspiel-Kärtchen und einen Stapel, gemischt aus leeren und Punktkärtchen, vor sich. Er nimmt vom ersten Stapel ein Kärtchen auf und fragt: „Wer möchte – eine Katze?" Das Kind sagt richtig: „ich" und bekommt das Kärtchen, oder „ich nicht, ich möchte was anderes". Daraufhin nimmt der Therapeut eine Karte vom anderen Stapel und zieht dabei entweder eine leere Karte („schade!") oder eine Punktkarte, die Glück bedeutet und mit einem Erdnüßchen oder ähnlichem belohnt wird.
Zu beachten: Kinder lernen hier, Frustrationstoleranz aufzubauen; man sollte die Anzahl der Leerkarten entsprechend manipulieren.
Variationsmöglichkeit: Ein Spiel, das sich ausgezeichnet für mehrere Kinder eignet, wobei die Therapeutenrolle auch von einem Kind übernommen werden kann.

Detektiv
Ziel: Wortebene **ch** medial.
Vorgehensweise: Siehe Wortebene **sch**. Statt „stimmt“ verwenden wir die Bestätigung „richtig“.

Der Laut f

Kegeln
Ziel: Wortebene, **f** initial.
Material: Ein Kegelspiel.
Vorgehensweise: Bevor die Kugel geworfen wird, muß der Satz: „Auf die Plätze, fertig, los!“ korrekt gesprochen werden. Das ist das Losungswort.
Zu beachten: Baut der Therapeut auch ab und zu die falsche Aussprache mit ein, so kann diese Übung auch als Hörübung dienen.
Variationsmöglichkeit: Der Arm des Spielleiters dient als Schranke, die erst hochgehen muß, bevor geworfen werden darf.

Die frohen Vierer und Fünfer
Ziel: Wortebene, **f** initial.
Material: Buntstifte; Zeichnung mit vielen Dingen, die mit **f** anfangen; Würfel, auf dem je zweimal vier oder fünf vorkommt (oder normaler Würfel).
Vorgehensweise: Wenn wir beim Würfeln eine Vier oder Fünf haben, dürfen wir ein Ding anmalen, das mit einem **f** anfängt.
Zu beachten: Die Kinder sollten die Zahlen bis sechs kennen und schon genügend Hörübungen durchgeführt haben, um **f**-Wörter auch identifizieren zu können. Wird ein normaler Würfel benützt, dauert das Spiel länger, was für konzentrationsschwache Kinder ungünstig ist.

Fell oder Federn
Ziel: Wortebene, **f** initial.
Material: Bilder von verschiedenen Tieren mit Fell oder Federn; ein kleines Stückchen Fell und eine Feder; evtl. Klebstoff.
Vorgehensweise: Der Therapeut nennt ein Tier, und das Kind bestimmt, ob es zum Fell oder zur Feder gehört und legt es dazu. Anschließend werden die Tiere ins Therapieheft eingezeichnet oder eingeklebt.
Zu beachten: Dieses Zuordnungsspiel ist auch geeignet für die Therapie der Sprachentwicklungsverzögerungen.
Variationsmöglichkeit: Jüngere Kinder müssen das Bild anschauen, um entscheiden zu können. Zuhause kann eingeübt werden: Der Bär hat ein Fell; der Adler hat Federn etc.

Ballone anstechen
Ziel: Silbenebene **f** (auch Konsonantenverbindung **pf**).
Material: Ein vorbereitetes Blatt Papier, auf dem Ballone (Bälle oder Reifen) dargestellt sind; Bleistift, Nadel oder Nagel.
Vorgehensweise: Wir stechen die Ballone mit einem spitzen Bleistift (Nagel, Nadel) an und lassen die Luft entweichen. Die Ballone gelten als luftleer, wenn ein langes **fffffff** zu hören war.
Variationsmöglichkeit: Die gleiche Übung kann für **pf** eingesetzt werden. **p** signalisiert den Einstich. Man kann die Dauer des f-Lautes mit der Stopuhr festsetzen.

Der Laut g

Versteck den Schatz!
Ziel: **g** medial.
Material: Ein „Schatz".
Vorgehensweise: Das Kind soll einen Schatz verstecken. Es muß den Therapeuten währenddessen „verzaubern". Das macht es, indem es ihm ständig befiehlt: „Augen zu!". Sobald es „Auden" oder ähnliches sagt, macht der Therapeut die Augen auf, und das Kind muß ihn noch einmal verzaubern.
Zu beachten: Ein bißchen sicher sollte das **g** schon sein, denn die Situation ist für das Kind sehr spannend.

Grün-gelb-Puzzle
Ziel: Wortebene, **g** initial.
Material: Puzzle; Farbwürfel; grüne und gelbe Muggelsteine.
Vorgehensweise: Die Teile des Puzzles werden umgedreht und mit einem grünen oder gelben Muggelstein belegt. Es wird gewürfelt, bis man grün oder gelb hat. Dann benennt man die Farben und bekommt ein entsprechendes Muggelsteinchen bzw. Puzzleteil.
Zu beachten: Hier kann viel Zeit für die Artikulation veranschlagt werden; das Spiel ist also auch für das Anfangsstadium geeignet. Da es einfache Spielregeln hat, kann es auch von kleinen Kindern verstanden werden. Falls die Konsonantenverbindung **gr** noch nicht geleistet wird, ist dieses Spiel als Übung dafür zu einem späteren Zeitpunkt anzusetzen.

Quartett
Ziel: **g** initial.
Material: ein Quartett.
Vorgehensweise: Therapeutin und Kind spielen Quartett und beide fragen nach der Karte mit „**g**ib mir . . .".
Variationsmöglichkeit: Ist das k auch schon angebahnt, kann der Satz erweitert werden mit „gib mir die Karte mit . . .".

Waldlauf
Ziel: **g** Wortebene, initial.
Material: Spielbrett mit Märchenmotiven (Spielesammlung), Würfel, kleine Menschenfiguren, kleine Tierfiguren.
Vorgehensweise: Die Tiere sollen durch den Wald gehen. Der „Mensch“ ruft die Tiere und sagt ihnen, wieviel Punkte, die der Würfel gezeigt hat, sie gehen sollen: „Giraffe, geh 5 Schritte!“
Variationsmöglichkeit: Es können die Tiere entsprechend der Ziellaute herausgesucht werden, bei g z. B. Gorilla, Pinguin usw. (Siehe auch Anhang Wortliste). Schwieriger wird es, wenn die Tiere bei nicht korrekter Artikulation nicht gehen dürfen. Der Rufsatz bei Lambdazismus kann auch heißen „**lauf** 6 Schritte“.

Der Laut **j**

Der Räuber und die Hexe
Ziel: Lautebene **j**.
Material: Hexe und Räuberhandpuppe; Körbchen/Kiste und Muggelsteine als „Schatz“.
Vorgehensweise: Der Räuber (Therapeut) hat einen großen Schatz. Die Hexe will ihn haben. Der Räuber kann Lachen nicht ertragen, denn er ist sehr böse. Macht die Hexe (Kind) **hihihihih**, so muß er einen Teil seines Schatzes an sie abgeben.
Zu beachten: Dieses Spiel ist auch für jüngere Kinder geeignet.

Der Laut **k**

Krähenjagd
Ziel: Lautebene **k**.
Material: Handpuppe, Süßigkeit oder Puzzleteil.
Vorgehensweise: Das Kind beobachtet mit zurückgelegtem Kopf die über ihm fliegende Handpuppe (z. B. Krähe) und versucht sie mit einem **k** – **k** zu erschrecken, denn dann läßt sie fallen, was sie im Schnabel hat.
Zu beachten: Falls notwendig, kann sich das Kind dabei auch die Zungenspitze festhalten.

Der müde Bauer (Abb. 29)
Ziel: Satzebene **k**.
Material: Kleine Figuren: Bauer, Bäuerin, Bauernhoftiere.
Vorgehensweise: Wir sind auf einem Bauernhof. Dem Bauern, der müde ist von der Arbeit, sind die Tiere weggelaufen. Da er so müde ist, ruft er sie, statt sie zu suchen: „Hase, komm her!“, „Kuh, komm her!“ usw.

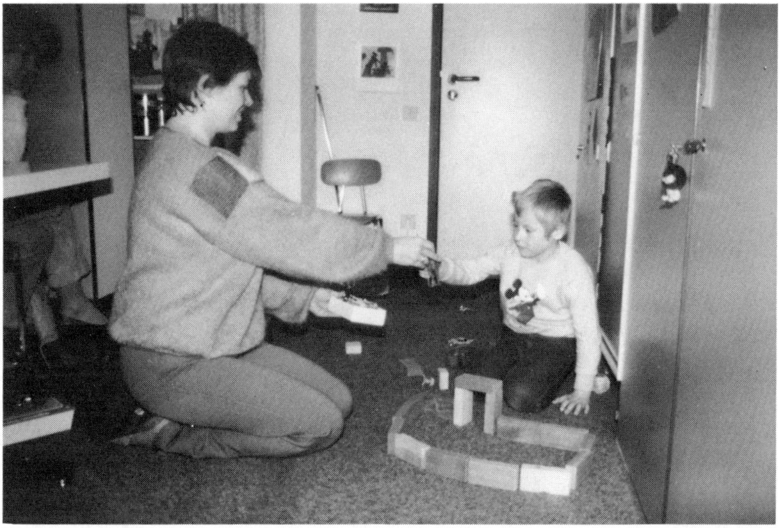

Abb. 29. Michael sucht die Haustiere aus, die der „müde Bauer“ rufen wird.

Seine Frau fragt ihn: „Wer kommt jetzt?“ Der Bauer antwortet: „Das Schaf kommt!“ etc. Die Tiere kommen aber nur, wenn richtig gesprochen wurde! Zu beachten: Wegen der Komplexität ist das Spiel erst ab 5 Jahren geeignet. Variationsmöglichkeit: Es können auch nur Teile aus dem Spiel verwendet werden. Ein Rollenwechsel ist gut möglich. Übernimmt der Therapeut die Rolle des Bauern und spricht das **k** abwechselnd richtig und falsch, so ergibt sich daraus eine Hörübung.

Armer Zoodirektor (Abb. 30, S. 132)
Ziel: Satzebene **k**.
Material: Kleine Figuren: Zootiere, Zoodirektor, „Futter“.
Vorgehensweise: Dem armen Zoodirektor sind alle Wärter krank geworden. Nun muß er alle die Tiere selbst füttern. Er ruft sie: „Kamel komm!“ „Gnu komm!“ usw. Wenn sie richtig gerufen wurden, kommen sie und kriegen ihr Futter.
Zu beachten: Das Kind sollte die Namen der Tiere gut kennen.
Variationsmöglichkeit: Noah ruft seine Tiere in die Arche.

Der Ausflug
Ziel: Satzebene **k**.
Material: Spielplan, Würfel, Plastiktierchen Känguruh und Kamel.
Vorgehensweise: Känguruh und Kamel machen einen Ausflug. Wieviel Schrit-

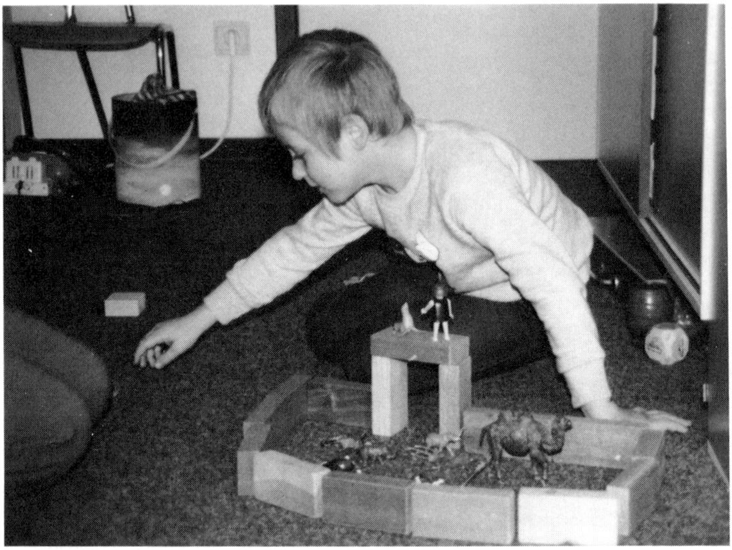

Abb. 30. Der „Zoodirektor“ ruft die Tiere, um sie zu füttern.

te sie gehen dürfen, bestimmt der Würfel. Das Tier, das weiter vorne ist, ruft das andere: „Kamel komm!“, daraufhin wird gewürfelt.
Zu beachten: Der Zahlenraum bis sechs muß vom Kind beherrscht werden. Das Spiel hat kaum Wettkampfcharakter.
Variationsmöglichkeit: Es lassen sich auch andere Tiere mit Initial-k einsetzen.

Einkaufen
Ziel: Satzebene, Wortebene **k**.
Material: Gezeichnete Regale, Körbe, Kasse, Geld, Kärtchen oder Gegenstände, die mit **k** anfangen oder ein **k** im Wortinneren haben.
Vorgehensweise: Kind und Therapeut spielen „Einkaufen“. Die Waren (oder Kärtchen) liegen auf den Regalen. Mit einem Korb wird eingekauft. An der Kasse fragt der Käufer: „Was kostet das?“
Variationsmöglichkeit: Die Regale können Punkte erhalten, nach denen die Waren mit dem Würfel erwürfelt werden.
Zu beachten: Je nach Therapiestand kann dieses Spiel auf der Wort- und Satzebene eingesetzt werden, oder aber zur Übung in der Spontansprache (Transfer) dienen. Die Versuchung einfach nur zu spielen und nicht auf die Artikulation zu achten, ist hier sehr groß.

Siehe auch das Spiel **Quartett** (S. 129)

Der Laut **k** in der Verbindung **kl**

Waschtag
Ziel: Konsonantenverbindung **kl**.
Material: Wäscheleine; Puppenwäsche; Wäscheklammern.
Vorgehensweise: Das Kind ist eine Hausfrau und will Wäsche aufhängen. Der Therapeut ist ihr Kind und möchte helfen. Er möchte gern die Klammern zureichen. Diese müssen von der „Mutter“ gefordert werden: „Jetzt bitte eine rote Klammer!“

Der Laut **l**

Siehe **Waldlauf** S. 130

Der Laut **l** in der Verbindung **bl**

Das „Blubb“-Spiel
Ziel: Konsonantenverbindung **bl** auf Silbenebene.
Material: Pustefix; Strohhalm.
Vorgehensweise: Der Therapeut macht viele, möglichst große Seifenblasen, und das Kind darf sie mit Hilfe eines Strohhalmes platzen lassen. Das dabei entstehende Geräusch wird kommentiert: „Blubb, blubb, blubb. . .“.
Zu beachten: Da keine direkte Korrekturmöglichkeit vorhanden ist, erscheint es sinnvoll, wenn der Therapeut bei Unsicherheiten gelegentlich selbst korrekt mitspricht.

Ein Bla-bla-Lied
Ziel: Konsonantenverbindung **bl** auf Silbenebene.
Material: Keines.
Vorgehensweise: Wir singen ein bekanntes Lied auf „bla, bla, . . .“, klatschen dabei in die Hände oder begleiten mit Schlaginstrumenten.

Blätterbild
Ziel: Konsonantenverbindung **bl** auf Wortebene.
Material: Viele bunte Herbstblätter; Klebstoff; Papier.
Vorgehensweise: Die Blätter werden aufgeteilt, weil jeder ein schönes Herbstbild machen soll. Abwechselnd fragen Kind und Therapeut, welches Blatt der andere als nächstes nimmt. „Nimmst du ein gelbes Blatt?“ usw. Man erhält keine Antwort, wenn nicht korrekt artikuliert wurde.
Zu beachten: Da es kein Wettbewerbsspiel ist, bleibt genügend Zeit für die Artikulation; es ist also für den Therapiebeginn geeignet.

Blumenquartett
Ziel: Konsonantenverbindung **bl** auf Wortebene.
Material: Einfache, selbstgemachte Quartettkarten mit viermal vier andersfarbigen Blumen (rot, blau, gelb, weiß).
Vorgehensweise: Man zieht – je nach Quartettregeln – immer vom Partner eine Karte und benennt sie (z.B. „eine rote Blume"). Das geht so lange, bis ein Quartett (vier Karten) beisammen ist.
Zu beachten: Das Spieltempo kann langsam gehalten werden, so daß Zeit bleibt für die Artikulation. Sehr gut geeignet für Kindergruppen.
Variationsmöglichkeit: „Streß" kann erzeugt werden, indem die Zeit für die Benennung eingeschränkt oder bei falscher Benennung eine Strafe eingeführt wird.

Alle Vögel fliegen ins Nest
Ziel: Konsonantenverbindung **bl** auf Satzebene.
Material: Faltvögel (siehe Blasübungen) und „Nester" aus Knetmasse (offene Kreise).
Vorgehensweise: Jeder von uns hat eine bestimmte Anzahl von „Vögeln", die sich verirrt haben und in ihr Nest zurückwollen. Wir helfen ihnen dabei: „Ich blase den (roten, blauen, gelben . . .) Vogel ins Nest."
Variationsmöglichkeit: Wenn wir einen Wettbewerb daraus machen, wer die meisten Vögel ins Nest bringt, können wir auch mit emotionalem Druck arbeiten.

Ich sehe was, was du nicht siehst
Ziel: Konsonantenverbindung **bl** auf Satzebene.
Material: Alle blauen Gegenstände im Raum (im Katalog, auf einem Bild).
Vorgehensweise: Wir suchen uns abwechselnd einen Gegenstand aus, den der andere Mitspieler erraten muß. Wir sagen: „Ich sehe was, was du nicht siehst, und das ist blau." Der andere Spieler wird antworten: „Das . . . ist blau." Wir bejahen oder verneinen: „Ja, das meine ich" oder „Nein, das meine ich nicht."

Familie Blau kauft ein
Ziel: Konsonantenverbindung **bl** auf Satzebene.
Material: Bildkärtchen, Katalog oder Realgegenstände; Krabbelsack oder ähnliches; evtl. Handpuppen oder kleine Holzfiguren.
Vorgehensweise: Jeder Spieler entnimmt dem Krabbelsack ein Kärtchen/Gegenstand oder sucht sich etwas aus dem Katalog aus. Jeder Spieler hat einen Namen: Frau Blau, Herr Blau, Peter Blau, Suse Blau etc. Wir sprechen: „Frau Blau kauft sich ein(e, en) . . ."
Variationsmöglichkeit: Wir stellen uns vor, daß ein Fest vor der Tür steht und wünschen uns verschiedene Dinge.

Der Laut **l** in der Verbindung **fl**

Flugzeugstart
Ziel: Konsonantenverbindung **fl** auf Satzebene.
Material: Ein Papierflieger; ein rotes und ein grünes Signal.
Vorgehensweise: Das Kind hat einen Papierflieger, den es fliegen lassen will. Dazu muß es im Kommandoturm die Erlaubnis erbitten: „Kann ich fliegen?" Wenn der Fluglotse verstanden hat (wenn der Laut richtig artikuliert wurde), hebt er ein grünes Signal, und der Flieger darf starten. War die Anfrage undeutlich, wird das rote Signal gezeigt, und die Bitte um Starterlaubnis muß wiederholt werden. Jeder neue Start muß vom Kontrollturm aus genehmigt werden.
Anmerkung: Das Codewort kann natürlich nach Bedarf verändert werden.

Der Laut **r**

Der Räuber und der Hund
Ziel: Festigung des **r** auf Lautebene.
Material: Muggelsteine; Handpuppen: Räuber und Hund (Krokodil/Ungeheuer oder ähnliches, falls kein Hund zur Hand).
Vorgehensweise: Der Räuber (Therapeut) hütet einen „Schatz", von dem er immer einen Teil mit sich herumträgt. Aber er hat schreckliche Angst vor Hunden, und wenn er Knurren hört **(rrr)**, fängt er an zu zittern und läßt vor lauter Angst seinen Schatz fallen, den dann der „Hund" heimträgt.
Zu beachten: Dieses Spiel macht auch kleineren Kindern Freude. Vor allem, wenn das **r** noch unsicher ist, erfährt es hierbei sehr spielerisch Festigung. Der Therapeut kann Intensität und Dauer des Knurrens durch sein Spiel regulieren.

Rabenruf
Ziel: Silben-/Wortebene **r** (evtl. Konsonantenverbindung)
Material: Handpuppe „Rabe"; ein Blatt Papier mit gezeichneten Raben, bei denen man den Schnabel wegläßt.
Vorgehensweise: Das Kind ergänzt den Schnabel, nachdem es den Rabenruf, den der Therapeut vorgegeben hat, richtig imitiert hat. Geeignet sind Silben mit **r** oder **kr** im Anlaut.
1. Variation: Hat man die Raben alle in einer Reihe auf lange Streifen Papier gemalt, kann man das Spiel erweitern, indem man einen Würfel dazunimmt (evtl. Dreierwürfel). Je nach gewürfelter Augenzahl wird dann die entsprechende Anzahl von Silben artikuliert, und es dürfen so viele Raben abgeschnitten werden wie richtige Silben produziert wurden. In wessen Nest sitzen am Ende mehr Raben?

2. Variation: Da der Phantasie keine Grenzen gesetzt sind, können diese Rabenkinder ja noch einiges unternehmen: sich rufen und besuchen. Dazu nehmen wir ein Pärchen mit gleicher Schnabelfarbe: Rabe „Ro", „Ra", „Re", . . . Der Therapeut nimmt z.B. einen blauschnäbeligen Raben und ruft: „Rabe ‚Ra'!". Hat er den Namen richtig ausgesprochen, kann das Kind einen blauschnäbeligen Raben herüberfliegen lassen (Diskriminationsübung!). Das Kind ruft dann seinerseits einen Raben.
Zu beachten: Es spielt keine so wichtige Rolle, daß verschiedene Farben mit verschiedenen und gleiche Farben mit gleichen Silben benannt werden. Das wäre sicher für die meisten Vorschulkinder eine Überforderung.
3. Variation: Die Raben können noch Schätze entdecken und anfliegen. So kann man auf Wortebene mit verschiedenen Wörtern erweitern.

Raben-Drachen-Besuch
Ziel: Silbenebene **r** und Konsonantenverbindung.
Material: Handpuppen, Figuren oder Bildkärtchen; Smarties (Erdnüsse, Wibele); Muggelsteine.
Vorgehensweise: Der Rabe „Ra" und der Drache „Dra" machen Besuche. Wenn sie angekommen sind, klopfen sie an die Türe und sagen ihre Namen. Ist dieser richtig ausgesprochen, dürfen sie eintreten. Sie werden dann bewirtet (mit Erdnüssen etc.). Anschließend gehen sie weiter zu einem anderen „Gastgeber".
Anmerkung: Das Spiel kann auch mit dem Krokodil gespielt werden (Krokro).
Zu beachten: Falls die Konsonantenverbindung **dr** nicht gelingt, muß der Rabe seine Besuche alleine machen, oder wir schicken ein Rabenpaar auf Tour. Das Spiel eignet sich allerdings zur Festigung der Konsonantenverbindung auf Silbenebene.

Wir malen uns einen Riesen
Ziel: Wortebene **r** (evtl. Satzebene/Konsonantenverbindung).
Material: Ein großer Bogen Papier (Tapetenrolle, Reste von Druckereipapier, oft umsonst bei Zeitungsverlagen erhältlich); Farben (dicke Wachsmalstifte, Filzstifte – wasserlöslich und ungiftig).
Vorgehensweise: Der Therapeut packt die Utensilien aus und erklärt: „Wir haben ein Riesenpapier und wollen einen Riesen malen. Wo fangen wir an?" Je nach Antwort des Kindes geht die Anleitung weiter: „Gut, fangen wir mit dem Riesenohr an. Nun müssen wir aber noch einen Riesen. . . malen." Nach kurzer Zeit übernimmt das Kind die Wortbildung.
Zu beachten: Es kann sich ein Rollentausch ergeben, wenn der Therapeut z.B. einen Fuß malt, und das Kind beschreibt: „Ein Riesenfuß!"
1. Variation: Neben Körperteilen werden Kleidungsstücke gemalt oder aber das Haus mit Riesenmöbeln und Riesennudeln etc. Diese Aufgabe wäre auch als Hausaufgabe denkbar.

2. Variation: Man kann sich zu dem Gemalten eine Geschichte ausdenken.
Zu beachten: Das Spiel eignet sich gut für den Einstieg auf die Wortebene, vor allem, wenn es sich bei dem Wort Riese um ein Schlüsselwort handelt. Die Erweiterung zu einem Satz ist leicht möglich: „Ich male den Riesenschuh." „Rate mal, was der Riese jetzt kriegt?" „Es fehlt noch der Riesenbart!"
Weitere Variationen: Das Riesenthema läßt sich gut über mehrere Stunden verfolgen, auch in Kombination mit **br**: „Was braucht der Riese?" In Kombination mit **kr** oder **gr**: „Der Riese hat Geburtstag und kriegt lauter große Sachen." Oder: „Wo können sich die Riesenkinder verstecken?" – „Hinter einem großen Baum."

Zielfahren
Ziel: An- oder Inlaut Satzebene **r**.
Material: Bildkärtchen mit **r** in der gewünschten Position; Ball oder Spielzeugautos.
Vorgehensweise: Die Karten werden in einer Reihe auf dem Boden ausgelegt. Kind und Therapeut setzen sich je auf eine Seite und lassen den Ball rollen. Die getroffene Karte darf umgedreht, benannt und behalten werden.
1. Variation: Man sucht sich eine Karte aus und sagt: „Ich rolle den Ball über ‚Riese' (Rad, Rauch etc.)." Dann versucht man die Karte zu treffen. Nur wenn richtig artikuliert wurde, darf gerollt werden (Diskriminationsübung). Dann: „Der Ball ist über ‚Rose' gerollt." – Die entsprechende Karte darf weggenommen werden.
2. Variation: Mit Hilfe zweier Reihen von Kärtchen wird eine Straße gebaut und das Auto/der Ball so geschubst, daß es/er neben einer Karte hält. Die Karte wird umgedreht: „Mein Auto hält bei ‚Rose'."
Zu beachten: Je weniger Karten liegen, desto schwieriger wird die Aufgabe. Daher wird die Regel verändert: Das Auto, das am nächsten steht, gewinnt die Karte.
3. Variation: Die Karten werden weit auseinandergelegt. Man wirft kleine Reis- oder Sandsäckchen auf die Kärtchen und kündigt an: „Ich hole mir das Rad!" Und später: „Ich habe das Rad gewonnen!"
Zu beachten: Diese Variation erfordert mehr Geschicklichkeit.
4. Variation: Die Bildkärtchen werden an die Wand gestellt und mit dem Ball, dem Auto oder der Murmel rollend getroffen, benannt und gewonnen.

Was riecht gut oder schlecht?
Ziel: Satzebene **r**.
Material: Illustrierte oder Werbewurfsendungen für Lebensmittel/Drogerieartikel.
Vorgehensweise: Man schaut sich die Artikel an und überlegt, wie etwas riecht: gut, schlecht oder gar nicht.

Zu beachten: Zur besseren Übersicht können die Darstellungen auch ausgeschnitten werden. Das lenkt weniger ab und ist für kleinere Kinder leichter zu bewältigen. Auch für SEV-Therapie.

Rot ist Trumpf
Ziel: Wortebene **r** (evtl. Satzebene – siehe unten).
Material: Ein Würfel mit drei roten Flächen und drei Flächen in einer anderen Farbe; Bildkärtchen mit **r** in gewünschten Positionen; Autos.
Vorgehensweise: Kind und Therapeut würfeln abwechselnd und benennen die gewürfelte Farbe. Wenn Rot gewürfelt wird, darf ein Bildkärtchen genommen werden.
1. Variation: Wir raten, welche Farbe als nächstes gewürfelt wird (das ist jedoch nur bei einem zweifarbigen Würfel sinnvoll, denn sonst ist die Rate der richtigen Einschätzungen zu gering). Wenn die Vorhersage stimmt, erhält man zur Belohnung ein Bildkärtchen.
Zu beachten: Diese Variation kann auf Satzebene erweitert werden: „Ich rate Rot."
2. Variation: Wir binden das Spiel in einen Kontext ein, indem wir noch zwei Autos dazunehmen. Wenn Rot gewürfelt wird, hält das Auto und kann eine Karte aufladen.
Zu beachten: Auch hier ist eine Erweiterung auf Satzebene möglich: „Ich lade . . . ein."
Hinweis: Es gibt im Spielwarenhandel kleine Holzampeln (ca. DM 6,—) mit Rot und Grün (der Mittelteil der Ampel läßt sich drehen). Die Ampel läßt ich gut zur Einübung von **g** und **r** einsetzen.
Anmerkung: Das Würfelraten als Glücksspiel erfordert einige Frustrationstoleranz bzw. birgt die Gefahr in sich, daß das Kind zu selten richtig rät und somit keine Bildkärtchen erhält.
Je nach Übungsstand können Farbnamen mit **r** in Konsonantenverbindungen gewählt werden: braun, grün, grau.

Der Laut **r** in der Verbindung **br**

Wer braucht was?
Ziel: Konsonantenverbindung **br** auf Satzebene.
Material: Blinde-Kuh-Spiel oder Lotto.
Vorgehensweise: Das Kind hat eine Grundtafel vor sich liegen (beim Blinde-Kuh-Spiel die ausgestanzte Tafel), der Therapeut hat die Objekte bzw. Bildchen, die dazu passen. Das Kind sagt, was es braucht und erhält dies bei korrekter Artikulation.
1. Variation: Beim Lotto-Spiel können Kind und Therapeut eine Tafel haben.

Die Kärtchen werden abwechselnd aufgedeckt. Wem das Kärtchen fehlt, der sagt: „Das brauche ich." Man kann auch vorher fragen: „Wer braucht . . .?"
2. Variation: Wenn wir diese Übung mit einem Quartettspiel machen, fordert jeder Mitspieler die ihm fehlende Karte mit dem Satz: „Ich brauche . . ."

Geschenke vom Osterhasen
Ziel: Konsonantenverbindung **br** auf Satzebene.
Material: Bildkärtchen; Krabbelsack; Katalog.
Vorgehensweise: Die Bildkärtchen werden im Zimmer versteckt, oder sie kommen in den Krabbelsack, oder wir suchen uns „Geschenke" aus dem Katalog aus. Unser Satz lautet: „Der Osterhase bringt mir . . ."
Variationsmöglichkeit: Je nach Jahreszeit können wir das Christkind oder den Nikolaus die Geschenke bringen lassen, oder wir feiern Kindergeburtstag oder Tiergeburtstag.

Wir schreiben einen Brief
Ziel: **br** in der Spontansprache.
Material: Alles, was wir brauchen, um einen Brief zu schreiben.
Vorgehensweise: Wir sprechen über den Weg, den der Brief geht, bis er z.B. bei der Großmutter angekommen ist, und über all die „Zutaten", die wir brauchen. Dann schreiben (malen) wir einen Brief und machen ihn zum Absenden fertig.

Wir reiten aus
Ziel: Konsonantenverbindung **br** auf Lautebene.
Material: Seil als Zügel; verschiedene Gegenstände; evtl. selbstgebastelten Spielplan und Spielpferdchen; Würfel.
Vorgehensweise: Therapeut und Kind spielen „Pferd und Reiter". Der Reiter bringt das Pferd durch korrektes **Brrr** zum Stehen. Das Kind kann auch auf dem Therapeuten reiten.
1. Variation: Als zusätzlichen Anreiz kann man Gegenstände im Zimmer verteilen, bei denen angehalten werden soll. Wir erreichen dadurch Festigung unter Emotions- und Zeitdruck.
Zu beachten: Wenn Reiter und Pferd tauschen, läßt sich aus dem Spiel eine Hörübung machen. Das „Pferd" hält nur an, wenn richtig artikuliert wurde.
2. Variation: Mit einem Spielplan, der sich für einen Ausritt mit dem Pferd eignet, bewegen wir unsere „Pferde" je nach gewürfelten Punkten. Beim letzten Punkt wird das Pferd vom Reiter gebremst: „Hopp, hopp, hopp, brrr!" (= vier Punkte).

Zooeinkauf
Ziel: **br** Wortebene.
Material: Kärtchen/Figuren von Zootieren; Symbole für das entsprechende Futter.

Vorgehensweise: Das Kind ist Zoowärter und geht bei der Therapeutin einkaufen, weil die Tiere Hunger haben. „Ich brauche Stroh für das Kamel", „Ich brauche Körner für die Fasane" usw.

Der Laut **r** in der Verbindung **dr, tr, fr, gr**

Raben-Drachen-Besuch
Ziel: Konsonantenverbindung **dr** auf Silbenebene
Vorgehensweise: siehe Silbenebene **r**.
Zu beachten: Die Verwendung des Raben kann hier unterstützend wirken, was das **r** angeht, bzw. eine Festigung des Lautes bedeuten. Man kann das Spiel jedoch auch mit dem Drachen allein spielen bzw. ein Drachenpaar verwenden.

Das Drachenkind
Ziel: Konsonantenverbindung **dr** auf Wortebene.
Material: Keines.
Vorgehensweise: Die Drachenmutter (Kind) will dem Kind (Therapeut) seinen Namen beibringen, aber das Kind sagt immer „Grachen" oder ähnliches. Die Mutter gibt sich viel Mühe, ihrem Kind das richtige Wort beizubringen.

Traurig oder froh?
Ziel: Konsonantenverbindung **tr, fr** auf Satzebene.
Material: Situationsbilder aus Illustrierten oder Helferspiel oder ähnliches.
Vorgehensweise: Es soll beschrieben werden, warum jemand traurig oder froh ist. Die Karten/Bilder werden abwechselnd aufgedeckt.
Zu beachten: Um das Spiel nicht zu schwierig zu gestalten, sollte man darauf achten, daß die Darstellungen dem Erfahrungsbereich des Kindes entsprechen.

Das Froschhüpfspiel
Ziel: Konsonantenverbindung **fr** auf Wort-/Satzebene.
Material: Frösche aus dem Froschspiel (im Spielwarenhandel).
Vorgehensweise: Das Kind gibt dem Frosch des Therapeuten das Kommando: „Frosch hüpf/spring!"
Variation: Auf dem Boden können Kärtchen ausgelegt sein, die benannt werden, sobald der Frosch daraufhüpft.

Grün-Gelb-Puzzle
Ziel: Konsonantenverbindung **gr** auf Wortebene.
Vorgehensweise: Siehe Der Laut **g**, S. 129.

Der Laut s

Schlangenrennen
Ziel: Einzellaut **s** (stimmlos), **z** (stimmhaft).
Material: Gemalte Seelandschaft, auf der sich einige Tiere befinden, die durch Punkte verbunden sind; Würfel; zwei Schlangen oder Bienchen und Libelle (z.B. auf runde Kärtchen aufgemalt und auf Korken geklebt, Abb. 31).
Vorgehensweise: Die zwei Schlangen machen ein Wettkriechen (Bienchen und Libelle fliegen um die Wette) um den See herum: **ssssssssss** (**zzzzzzzzzzz**). Sie dürfen so weit vorrücken, wie der Würfel Punkte zeigt. Wenn sie zu einem Tier kommen, zischen (summen) sie zur Begrüßung: **ssssss** (**zzzzzzz**).
Zu beachten: Das Spiel eignet sich auch gut für die Gruppe. Die Kinder haben genügend Zeit zu artikulieren, d.h. man kann es zu einem frühen Zeitpunkt einsetzen.

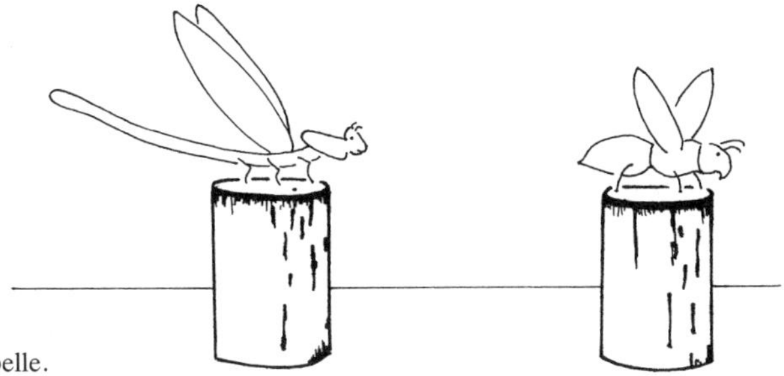

Abb. 31. Biene, Libelle.

Schlangengeburt
Ziel: Einzellaut **s**.
Material: Folie, auf der die Form einer Schlange durch Punkte markiert ist; wasserlöslicher Stift; Würfel.
Vorgehensweise: Schlangenkinder werden geboren: Je nach Anzahl der Würfelpunkte dürfen die Punkte miteinander verbunden werden. Wir helfen bei der „Geburt" durch leichtes **s-s-s-** beim Zeichnen. Welche Schlange ist die älteste, welche die jüngste?
Zu beachten: Das Spiel ist auch für die Gruppe geeignet und kann da als Aufhänger für ein Gespräch über Geschwister dienen.

Osternester finden
Ziel: Silbenebene **s**.
Material: Watte oder grünes Nestmaterial; Bonboneier; kleine Läppchen.
Vorgehensweise: Wattenester mit einem Bonbonei sind – zugedeckt – im Zimmer versteckt. Mit einem „Zauberspruch" kann der „Schleier" gelüftet werden – das Kind erhält das Ei.

Zauberspruch: Si-sa-sei – ein Ei!
Is-os-as – im Gras!
Variationsmöglichkeit: Man kann auch die Spielzeugeier aus dem Spiel „Kikeriki“ nehmen.

Bienengesang
Ziel: Silbenebene **s**.
Material: Kleine Bienchen.
Vorgehensweise: Bienen können keine Wörter sagen, daher singen wir mit ihnen ein bekanntes Lied auf die Silbe „summ“.
Zu beachten: Ein Spiel, das Anwendung findet, wenn der Laut schon gut sitzt, denn es enthält keine Korrekturmöglichkeit.

Das Tauffest
Ziel: Silben- oder Wortebene s.
Vorgehensweise: Siehe Differenzierung zwischen Standard-**s** und fehlgebildetem **s,** S. 100ff.

Turmbau
Ziel: Silbenebene **s**.
Material: Würfel; Legosteine oder Bauklötzchen.
Vorgehensweise: Je nachdem, wieviel Punkte der Würfel anzeigt, bekommt das Kind Legosteine/Bauklötzchen, um damit einen Turm zu bauen. Die roten Steine ergeben den „sa“- Turm, die weißen den „so“- Turm, die blauen den „si“- Turm. Vier Punkte = so-so-so-so. Der Turm kann dann immer noch gesondert benannt werden, und sein „Name“ wird immer länger, je weiter er wächst.

Simsalabim
Ziel: Wortebene **s**.
Material: Tuch; Realgegenstände.
Vorgehensweise: Wir decken einige kleinere Gegenstände mit einem Tuch zu und lassen einen davon verschwinden mit dem Zauberspruch: „Abrakadabra, Simsalabim“. Der andere muß raten, was fehlt.
Zu beachten: Dieses Spiel übt auch das Kurzzeitgedächtnis.
Variationsmöglichkeit: (a) Es verschwindet nur dann ein Gegenstand, wenn richtig artikuliert worden ist. (b) Die Gegenstände beginnen mit einem **s**.

Mausegeschichte
Ziel: Wortebene **s**.
Material: Verschiedenfarbige Knet- oder Tonmäuse; verschiedenfarbige Häuser auf einem Blatt Papier; Farbwürfel; Muggelsteine als „Mais“ und „Käse“.
Vorgehensweise: Jeder darf zweimal würfeln und sieht dann, welche Maus in welches Haus geht: „Die blaue Maus geht in das gelbe Haus.“ Sind alle Mäu-

se verschwunden, kommen sie wieder heraus und holen Mais (gelbe Muggelsteine) und Käse (rote Muggelsteine): „Die gelbe Maus holt sich Käse", oder: „Die rote Maus holt sich Mais." Dann müssen sie den Käse/Mais nach Hause bringen; dort wird gegessen: „Die grüne Maus ißt ihren Mais im Haus."
Zu beachten: Die Sätze sind für kleinere Kinder recht schwierig, man sollte daher immer nur einen Abschnitt vorstellen.

Fängt die Katz die Maus?
Ziel: Wortebene **s** (Finalposition).
Material: Ein Spielplan; Figuren, die die Katze und die Maus darstellen; Würfel.
Vorgehensweise: Ein Mäuslein macht einen Ausflug (auf dem Spielplan). Es muß aufpassen, denn die Katze lauert ihm auf. Sie darf das Mäuschen so lange nicht packen, wie dieses bei jedem Schritt seinen Namen richtig ausspricht. Hat die Maus doch falsch artikuliert, kann sie sich noch retten, indem sie sagt: „Ich brauche ein Haus." Hat sie das richtig gesagt, darf sie ins nächste Häuschen und ist gerettet. Artikuliert sie „Haus" auch nicht richtig, muß sie wieder an den Anfang zurück.
Zu beachten: Günstig zur Stabilisierung durch die ständige Wiederholung.

Zollkontrolle
Ziel: Wortebene **s**.
Material: Bildwortkärtchen mit **s**-Wörtern; Säckchen.
Vorgehensweise: Der Therapeut ist der Zollbeamte, das Kind der Seemann, dessen Seesack der Zollbeamte kontrollieren muß, bevor er auf See geht. Er fragt: „Was ist in dem Seesack?" Das Kind holt ein Bildchen heraus und antwortet, indem es das Bildchen benennt. Alle Begriffe, die nicht richtig ausgesprochen wurden, werden weggenommen oder mit Zoll belegt, d.h. das Kind muß den Begriff unter Umständen bis zu fünfmal wiederholen.
Zu beachten: Das Kind muß leichte Frustrationen ertragen können.
Variationsmöglichkeit: Bei Rollentausch kann eine Hörübung daraus gemacht werden.

Süß–sauer–salzig
Ziel: Wortebene **s**.
Material: Süße, saure und salzige Eßdinge.
Vorgehensweise: Das Kind schließt die Augen und läßt sich füttern mit süßen oder sauren (bzw. salzigen) Dingen. „Die Zunge" rät, wie es geschmeckt hat.
Zu beachten: Auch eine wichtige Wahrnehmungsübung.

Ei und Eis
Ziel: **s** final, Wortebene.
Material: Blätter mit je einem Huhn und einer Eistüte mit Kreisen darunter; Farbwürfel; Muggelsteine.

Vorgehensweise: Es wird abwechselnd gewürfelt. Bei Weiß darf ein Ei (weißer Muggelstein) in den Kreis gelegt werden, bei den Farben eine Eiskugel, nachdem das Wort richtig gesprochen wurde. Wer hat die Reihe zuerst fertig?
Zu beachten: Das Kind hat genügend Zeit zum Artikulieren und kann leicht auf den Unterschied zwischen Ei und Eis aufmerksam gemacht werden.

Ei und Eis sammeln
Ziel: **s** final, Wortebene.
Material: Gemalter Korb und Eistüte; Farbstifte; Bleistift.
Vorgehensweise: Der Therapeut nimmt die „Bestellung" des Kindes entgegen, Ei oder Eis. Je nachdem, was es gesagt hat, darf es entweder ein Ei in den Korb malen oder eine farbige Eiskugel.
Zu beachten: Da das Kind unmittelbar merkt, was es gesagt hat, lernt es schnell, seine Aufmerksamkeit auf die s-Endung zu richten. Vorsprechen des Therapeuten kann auch eine Hilfe sein.

Die müde Maus
Ziel: Wortebene **s** (Abb. 32).
Material: Bauklötzchen; ein „Häuschen"; eine Maus; Bildkärtchen oder Gegenstände mit **s**.

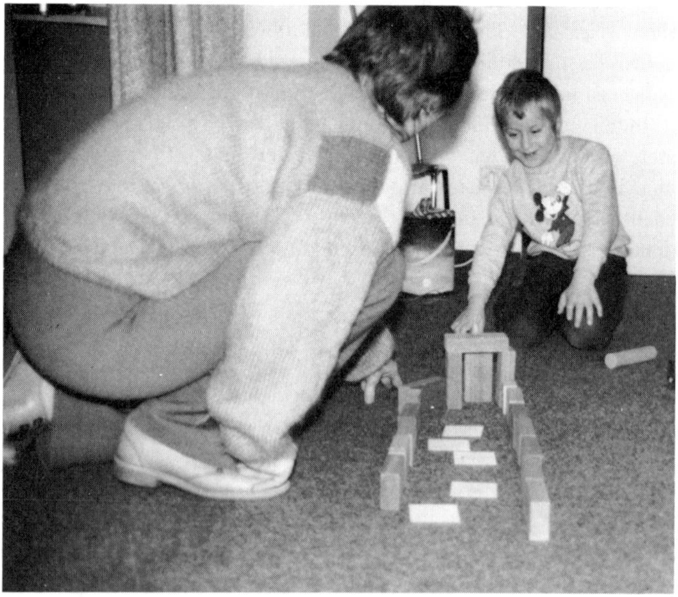

Abb. 32. Die Maus soll die Hindernisse auf der Straße beseitigen, indem sie die Bildchen benennt.

Vorgehensweise: Eine kleine Maus will in ihr Haus gehen; sie hat sehr lange mit anderen Mäusen gespielt. Auf dem – aus Bausteinen gebauten – Weg liegen viele Hindernisse (Kärtchen), die dann aus dem Weg gehen, wenn die Maus (das Kind) sie darum gebeten hat: „Sand, geh weg!"
Variationsmöglichkeit: Anstelle des Satzes kann das Kind auch nur das Wort nennen. Durch Rollentausch kann eine Hörübung daraus gemacht werden.

Krabbelsack
Ziel: Wort-/Satzebene **s**.
Material: Realgegenstände oder Gegenstände aus „Blinde Kuh"; Krabbelsack.
Vorgehensweise: Wir ertasten Dinge im Krabbelsack und fragen uns: „Krabbel, krabbel, was ist das?"
Zu beachten: Dieses Spiel ist gleichzeitig sehr gut geeignet für Kinder mit kinästhetischen Schwierigkeiten.

Ich sehe was, was du nicht siehst
Ziel: Wort-/Satzebene **s**.
Material: Keines.
Vorgehensweise: Mit dem Satz: „Ich sehe was, was du nicht siehst, und das sieht . . . (Farbe) aus", wird ein Gegenstand beschrieben, der vom anderen geraten werden muß.
Zu beachten: Hier finden wir gehäuft **s**-Laute, also ein sehr schwieriges Spiel, das gegen Ende der Sigmatismustherapie einzusetzen ist.

Die Maus muß raus
Ziel: Satzebene **s**.
Material: Zauberkinder (Tierchen, Püppchen oder ähnliches); eine Maus; ineinandersteckbare Becher oder Tonnen als Häuser.
Vorgehensweise: Das Kind ist ein Zauberer mit vielen Zauberkindern, für die er sich Häuschen sucht. Kommt er an eines der Häuschen, so sitzt da schon eine Maus drinnen. Wenn er aber korrekt sagt: „Maus, du mußt raus!" so muß das Tier ausziehen.
Zu beachten: Das Spiel eignet sich gut für Kinder, die sich nur kurze Zeit konzentrieren können, da es sich um eine überschaubare Spielhandlung handelt.
Variationsmöglichkeit: Je nach Ziellaut kann der Zauberspruch verändert werden und ebenso das Tier, das auszieht.

Der Laut s in der Verbindung **ts**

Der bildernärrische Zauberer
Ziel: Konsonantenverbindugn **ts** auf Satzebene.
Material: Handpuppen (Zauberer und Kasperl); Malsachen oder Tafel und Kreide.

Vorgehensweise: Das Kind ist der Zauberer, der sich schrecklich gerne Bilder anschaut, vor allem neue. Und weil der Kasperl diese gut malen kann, hat der Zauberer ihn gefangengenommen und sagt zu ihm: „Ich, der Zauberer, will, daß du für mich ein – Krokodil – zeichnest!" Ist das Wort (Zauberer, zeichnest) korrekt ausgesprochen, muß der Kasperl (Therapeut) zeichnen.
Zu beachten: Bei jüngeren Kindern muß der Zaubersatz evtl. verkürzt werden, oder der Therapeut hilft mit. Der Therapeut muß nicht besonders geschickt im Zeichnen sein, denn kein Kind nimmt einen krummen Strich übel. Es kann dabei sogar lernen, wie man mit einem nicht hundertprozentigen Ergebnis umgehen kann.
Variationsmöglichkeit: Werden die Rollen vertauscht, so ergibt sich eine Hörübung, wobei das Kind dann nicht malt, wenn der Therapeut nicht richtig artikuliert hat.

Im Bekleidungsgeschäft
Ziel: Konsonantenverbindung **ts** auf Satzebene.
Material: Abbildungen mit verschiedenen Menschentypen und deren Bekleidung (ausgeschnitten); evtl. Pixi-Bilder aus „Pixi: Ich ziehe mich an"; Muggelsteine oder Spielgeld.
Vorgehensweise: Menschen mit verschiedenen Berufen bzw. verschiedenen Alters und Geschlechts gehen in einem Geschäft einkaufen. Die Verkäuferin bietet an: „Ziehen Sie doch mal diesen Rock an!" etc. Jeder Kunde kauft sich etwas Spezifisches. Hat das Kind nicht korrekt artikuliert, wird das Kleidungsstück nicht bezahlt bzw. gekauft.

Ein buntes Bilderbuch
Ziel: Konsonantenverbindung **ts** auf Satzebene.
Material: Ein Bilderbuch mit schönen Abbildungen (z.B. von Mitgutsch), ein Katalog oder ähnliches.
Vorgehensweise: Wir lassen den Mitspieler einen Gegenstand im Bilderbuch suchen, indem wir ihm die Aufgabe stellen: „Zeig mir . . ." Dieser Aufforderung kommt der andere Spieler nur nach, wenn korrekt artikuliert wurde.

Zwillinge
Ziel: Konsonantenverbindung **ts** auf Satzebene.
Material: Darstellungen von Analogien, Gegensätzen, identischen Gegenständen, Oberbegriffen, gleichen Kategorien etc.
Vorgehensweise: Kärtchen, von denen immer zwei zusammengehören, werden ausgelegt. Wir fragen uns gegenseitig: „Was paßt zu . . .?" und antworten auch entsprechend: „Zu . . . paßt . . ."

Tiere für den Kinderzoo
Ziel: Konsonantenverbindung **ts** auf Satzebene.
Material: Holztierchen, Plastiktiere oder Kärtchen mit Tierbildern.
Vorgehensweise: Ein Tierfänger hat viele Tiere anzubieten. Das Kind will einen Kinderzoo aufmachen und fragt die Tiere, ob sie zahm oder wild sind.

Spitz, Achtung!
Ziel: Konsonantenverbindung **ts** auf Wortebene im Auslaut.
Material: Spitz, der Hund; Finger- oder Handpuppen; Muggelsteinchen oder ähnliches als „Schatz“.
Vorgehensweise: Spitz, der Hund, hütet einen Schatz, der auf dem Tisch liegt. Er läuft ständig darum herum. Unter dem Tisch versteckt sind „Räuber“ (Krokodil oder andere Tiere, vom Therapeuten bedient), die versuchen, an den Schatz zu kommen. Das Kind soll Spitz warnen, indem es ruft: „Spitz, Achtung!“ Ist die Artikulation korrekt, verschwindet der Räuber wieder, ist sie jedoch falsch, muß Spitz einen Teil des Schatzes hergeben.

Der Laut **sch**

Fahrt frei für die Eisenbahn
Ziel: Einzellaut **sch**.
Material: Spielzeugeisenbahn; Triangel.
Vorgehensweise: Das Kind ist der Lokführer. Dieser muß **Schschsch** – Dampf ausstoßen, und solange das passiert, klopft der Therapeut auf den Triangel. Ist das **schsch** nicht richtig oder fehlt es, schweigt der Triangel und der Zug muß halten.
Zu beachten: Das Kind sollte keine starken Reize benötigen, um zu reagieren.
Variationsmöglichkeit: Mit vertauschten Rollen wird eine Hörübung daraus. Die Übung ist leichter, wenn der Einsatz des Triangels umgekehrt wird: Er wird nur dann angeschlagen, wenn das **sch** falsch ist.

Die unsichtbare Lokomotive
Ziel: Einzellaut **sch**.
Material: Darstellung einer Lokomotive aus Punkten; Folie; wasserlösliche Faserschreiber; Würfel.
Vorgehensweise: Die Lokomotive (in der Folie) wird ausgemalt, indem wir je nach erwürfelter Punktzahl die einzelnen Punkte miteinander verbinden. Wir arbeiten mit verschiedenfarbigen Stiften. Wir fahren von Punkt zu Punkt und sprechen dabei: **sch, sch, sch**.
Anmerkung: Wenn wir die Punkt-Lokomotive kopieren, können wir sie zum Üben mit nach Hause geben.

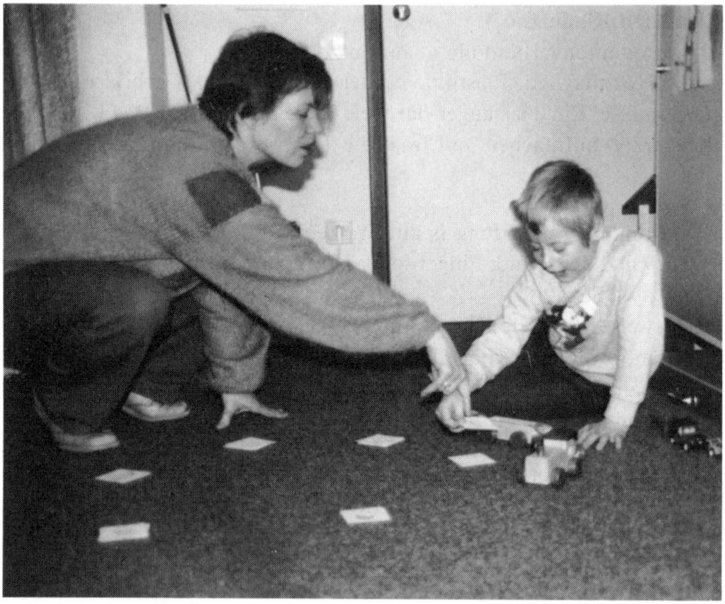

Abb. 33. Der Zug fährt an den Kärtchenbahnhöfen vorbei und lädt sie nach Benennen auf.

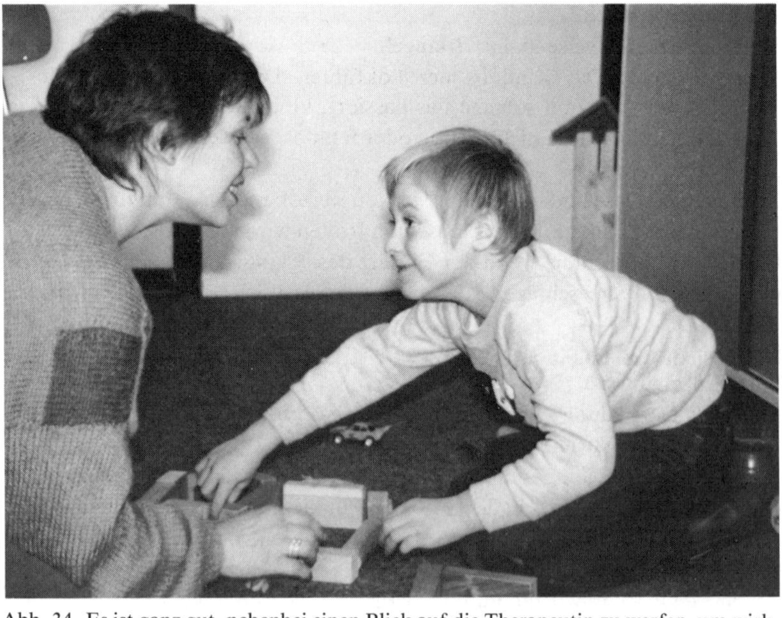

Abb. 34. Es ist ganz gut, nebenbei einen Blick auf die Therapeutin zu werfen, um wirklich richtig zu sprechen.

Gütertransport
Ziel: Einzellaut **sch**.
Material: Holzzug; Bildkärtchen (Abb. 33).
Vorgehensweise: Der Güterzug fährt an Bahnhöfen vorbei (kleine Stöße mit sch-Kärtchen) und lädt auf. Das Kind läuft dabei mit der Lokomotive um den Tisch herum, vorbei an kreisförmig angeordneten „Bahnhöfen" und artikuliert: **sch, sch, sch, . . .** (Abb. 34).

Wintersport
Ziel: Zusammenschleifen von **sch** und folgendem Vokal.
Material: Papier; Stifte; Skifahrer aus Pfeifenputzern.
Vorgehensweise: Der Therapeut zeichnet auf ein Blatt Papier eine Skischanze, und das Kind läßt den Skifahrer hinunterfahren und beim Abheben einen kleine Wichtelmann (Vokal) mitnehmen: **schschsch . . . oooo**.
Variationsmöglichkeit: Rodler (**rrrrr**) fahren auch gerne auf der Schanze!

Der Detektiv
Ziel: Wortebene **sch** – Konsonantenverbindung **st**.
Material: Muggelsteine oder ähnliches; Token.
Vorgehensweise: Das Kind ist der Detektiv und muß Aussagen, die der Therapeut macht, nach richtig oder falsch unterscheiden, indem es beurteilt: „stimmt", oder „falsch". Hat es den Therapeuten bei einer Lüge ertappt und das **sch** richtig ausgesprochen, muß dieser einen Muggelstein abgeben.
Zu beachten: Da das Spiel wenig spielerische Elemente enthält, ist es besser geeignet für gewandte Vorschulkinder oder Schulkinder.

Zaubertiere
Ziel: Wortebene **sch**.
Material: Bildkärtchen mit Frosch und Fisch und weiteren Gegenstandskärtchen.
Vorgehensweise: Kind und Therapeut nehmen den Fisch und den Frosch, die anderen Kärtchen liegen auf einem Stoß. Nun wird gezogen, und das jeweilige Tier verwandelt sich, indem die beiden Wörter zusammengefügt werden. So entsteht z. B. der „Kammfrosch", der „Telefonfisch" usw.
Zu beachten: Das Kind hat genügend Zeit für die Artikulation, daher kann das Spiel relativ früh gespielt werden. Es eignet sich auch gut für Kinder mit geringer Frustrationstoleranz, weil es kein Wettbewerbsspiel ist.
Variationsmöglichkeit: Im Prinzip kann dieses Spiel für alle An-, Aus- und Inlaute verwendet werden.

Der Laut **sch** in der Verbindung **spr, schw**

Wettkampf der Frösche
Ziel: Konsonantenverbindung **spr** auf Wortebene.
Material: Das „Froschspiel“ (im Spielwarenhandel).
Vorgehensweise: Die Frösche machen einen Springwettkampf. Aber da heißt es nicht: „Achtung, fertig, los!“ sondern: „Spring!“ Die Anweisung gibt jeweils der Gegenspieler. Die Frösche hören allerdings nur auf korrekte Kommandos (Artikulation).
Anmerkung: Es ist wichtig, daß das Kind sich die Anweisung nicht selbst gibt, denn so erhielte es keine Information darüber, ob es korrekt gesprochen hat.

Was schwimmt?
Ziel: Konsonantenverbindung **schw** auf Satzebene.
Material: Waschschüssel; verschiedene Gegenstände, von denen einige schwimmen, andere nicht.
Vorgehensweise: Wir probieren aus, welche Gegenstände schwimmen können und welche nicht. Ihr Verhalten wird von uns kommentiert: z.B. „Das Holz schwimmt.“ „ Der Stein schwimmt nicht.“
Variationsmöglichkeit: Um die Spannung zu erhöhen, schließen wir vorher Wetten darüber ab, wie sich die Gegenstände wohl verhalten werden.

Spitz, Achtung!
Ziel: Konsonantenverbindung **sp** auf Wort-/Satzebene.
Vorgehensweise: Siehe der Laut **s** in der Verbindung **ts,** S. 145.

11. Vielseitig einzusetzende Spiele

Die Überraschungskommode
Ziel: Wortebene, Mundmotorik.
Material: Zu einer „Kommode“ aufeinandergeklebte bunte Streichholzschachteln, deren Laden Perlen als Griffe zum Öffnen haben; Farbwürfel oder gewöhnliche Würfel.
Vorgehensweise: Der Inhalt der Schubladen (Aufgaben) wird durch einen Farbwürfel (bei bunten Schachteln) oder einen Zahlenwürfel (Punkte oder Ziffern auf der Lade) erwürfelt.

Der Überraschungskalender
Ziel: Wortebene, Mundmotorik.
Material: Zwei feste Kartons werden nach Art eines Adventskalenders präpariert. Hinter die Fenster werden Fotoecken geklebt, die Mundmotorik- oder Gegenstandsbildchen aufnehmen können; Würfel für Farben und Zahlen.
Vorgehensweise: siehe Überraschungskommode.

Die Weltreise
Ziel: Wortebene, Mundmotorik.
Material: Spielzeugbus oder Lkw; Mundmotorik- oder Gegenstandskärtchen oder kleinere Gegenstände.
Vorgehensweise: Die Kärtchen/Gegenstände liegen ausgebreitet auf dem Boden. Der Bus/Lkw fährt herum und darf aus jedem „Land" ein Andenken mitnehmen, wenn dieses richtig benannt/ausgeführt wurde.
Variationsmöglichkeit: Der Therapeut erfindet eine Geschichte, die zu den einzusammelnden Bildchen paßt.

Schaufensterbummel
Ziel: Wortebene.
Material: Ausgeschnittene Abbildungen, z.B. aus Katalogen; Klebstoff; Papier; Glöckchen.
Vorgehensweise: Die ausgeschnittenen Gegenstände mit dem Ziellaut werden auf ein Papier (Schaufenster) aufgeklebt. Wird der Begriff richtig gesprochen, klingelt ein Glöckchen.
Variationsmöglichkeit: Die leicht angeklebten Bilder können „erworben" und ins Heft eingeklebt werden.

Wie auf dem Jahrmarkt
Ziel: Laut-, Silben-, Wortebene, Mundmotorik (siehe Mundmotorik S. 78ff).
Material: Tischartikulationsspiegel; Laut-, Silben-, Wort-, Mundmotorikkärtchen.
Vorgehensweise: Die an Fäden gebundenen Kärtchen werden über den Artikulationsspiegel gehängt. Man darf eines ziehen und den Laut/das Wort etc. sagen, bzw. die Übung durchführen. (s. Abb. 9).

Julklap
Ziel: Übung aller wichtigen Elemente einer Therapiestunde.
Material: Zettelchen mit den Anweisungen. Material je nach Übung.
Vorgehensweise: Die Therapeutin bereitet eine Reihe von Zetteln vor, die das Kind in der Stunde suchen und deren Anweisungen es folgen muß. Auf den Zetteln sind 3–4 kleine Übungen aufgeführt (je nach Bedarf aus den Berei-

chen Grobmotorik, Feinmotorik, Mundmotorik, Artikulation, Koordination, Hören usw. . . .), danach folgt die Anweisung, wo der nächste Zettel zu suchen ist. Beim letzten Suchort findet das Kind dann den „Schatz", eine Süßigkeit, eine Feder o. ä.
Zu beachten: Julklap ist perfekt an den jeweiligen Leistungsstand des Kindes anzupassen und bietet einen für Kinder motivierenden, weil kurzweiligen und spannendem Rahmen, in dem alle wichtigen Elemente der Therapie einzubauen sind.

12. Übungsbegleitende Handlungen

Entdecken. Ein Bild wird mit einem Blatt Papier bedeckt, das bis auf einen Rand in Streifen geschnitten wurde. Nach jeder Aufgabe darf ein Streifen abgerissen werden. Die Belohnung ist dann zum Schluß das vollständige Bild.

Entstehung des Memory/Domino/Lotto. Für jede gelöste Aufgabe gibt es ein Kärtchen für eines der Spiele, mit dem im Anschluß an die Übung gespielt werden darf.

Zug bauen. Jede Aufgabe ist einen Zuganhänger wert, mit dem anschließend gespielt werden kann.

Garderobe. Für jeden größeren Schritt bei den Aufgaben erhält das Kind ein Kleidungsstück für eine Papieranziehpuppe (besonders für sprachentwicklungsverzögerte Kinder).

Puzzle. Für jede gelöste Aufgabe gibt es einen Puzzlestein, der gleich oder im Anschluß an die Übungen zum Gesamtpuzzle zusammengesetzt wird.

Ketten. Für jede Aufgabe erhält das Kind eine Perle/Büroklammer/Wäscheklammer, aus denen eine Kette gemacht wird (besonders gut bei Kindern mit feinmotorischen Schwierigkeiten.

Bild entdecken. Ein großes Bild wird mit kleinen Kärtchen bedeckt. Nach jeder gelösten Aufgabe darf eines davon abgenommen werden, bis alle entfernt sind (oder bis das Bild erkannt worden ist).

Kettenreaktion. Für jede Aufgabe gibt es einen Dominostein, der in eine Kette weiterer Steine gestellt wird, die zum Schluß angestoßen wird und umfällt (Kettenreaktion).

Topfschlagen. Mit verbundenen Augen muß der Topf mit einem Kochlöffel gesucht und dann geschlagen werden. Unter dem Topf befindet sich die Aufgabe/das zu sprechende Wort.

Angelspiel. Wir ersetzen bei dem handelsüblichen Angelspiel die Fische durch Kärtchen, die mit Büroklammern versehen werden. Die Kärtchen werden dann geangelt und die Aufgabe erfüllt.

Der vielseitige Butler (Abb. 35). Seine Taschen bestehen aus haftendem Material, wie man es z.B. für Klettverschlüsse verwendet. Sie werden auf eine Stoffbahn aufgenäht. Um einen Tischtennisball herum kleben wir einen Ring aus dem gleichen Klett-Material. Wir werfen aus einer gewissen Entfernung auf die Taschen – und der Ball bleibt haften. In der getroffenen Tasche befindet sich eine Belohnung, eine Aufgabe oder kleine Realgegenstände. Bei der Verwendung des Butlers sind der Phantasie keine Grenzen gesetzt.

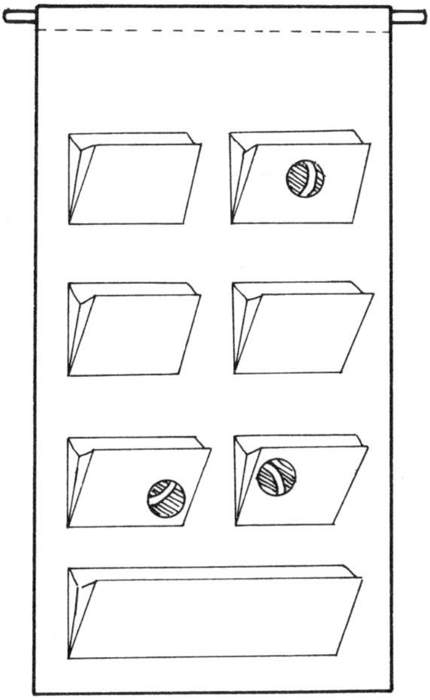

Abb. 35. Der vielseitige Butler.

13. Themenzentrierte Wortlisten

Damit können passende Spiele zusammengestellt werden. Ist das Kind z.B. am Kaufladenspielen interessiert, so kann man aus dieser Wortliste die Wörter entnehmen, die es dazu braucht. Eine Liste mit gut einsetzbaren Verben schließt sich an.

	Anlaut	Inlaut	Auslaut
Haustiere			
A	Afghane	Lamm Kaninchen Dackel	
B	Bernhardiner Boxer Bock Bulle	Eber	
CH		Meerschweinchen	Wellensittich
D	Dogge	Bernhardiner Rüde Pudel	
E	Ente Esel Eber	Eber Welpe Ferkel	Ochse Ente Afghane
F	Fohlen Ferkel Fisch Vogel	Afghane Pferd Schäferhund	Schaf
G	Gans	Afghane Dogge	
H	Hamster Hund Hündin Hase Hengst Henne	Schäferhund	
K	Kuh Kalb Kaninchen Kater Katze Lamm	Dackel Ferkel Ochse Boxer	Bock
L	Lamm	Bulle Maultier Welpe Wellensittich	Ferkel Esel Dackel
M	Maultier Maus Meerschweinchen		Lamm
N		Afghane Kaninchen Pony	Fohlen Hahn Meerschweinchen Kaninchen
O	Ochse	Dogge Pony Fohlen	

	Anlaut	Inlaut	Auslaut
P	Pony Pinscher Pudel	Welpe Spitz	Kalb
R	Rüde Rind	Ferkel Bernhardiner	Hamster Kater Eber Boxer
S	Sau	Wellensittich Ochse Hase	Gans Maus
SCH	Stute Schwein Schaf Stier Spitz Schildkröte Stier	Pinscher Meerschweinchen	Fisch
T	Truthahn	Truthahn Foxterrier	Rind Hengst Schäferhund Windhund Pferd
W	Welpe Wellensittich Windhund		
Z	Ziege	Katze	Spitz

Vögel

A	Aasgeier Adler Amsel	Bussard Dompfaff Falke Fasan Flamingo Gans Habicht Kakadu Kanarienvogel Kranich Milan Nachtigall Papagei Rabe Spatz Star Schwalbe Schwan	
B	Bachstelze Buntspecht Blaumeise	Habicht Kiebitz Rabe Rebhuhn Taube	
CH		Bachstelze Eichelhäher Grünspecht Lerche Nachtigall Rotkehlchen Specht	Kranich Wellensittich
D	Dohle Dompfaff Drossel	Adler Fledermaus Kondor	

	Anlaut	Inlaut	Auslaut
E	Eichelhäher Elster Ente Eisvogel Eule	Adler Amsel Drossel Elster Fledermaus Lerche Pelikan Rotkehlchen Specht Wellensittich	Bachstelze Dohle Ente Eule Falke Lerche Meise Möwe Rabe Schwalbe Taube
F	Falke Fasan Fink Flamingo Fledermaus	Eisvogel Dompfaff Kanarienvogel Pfau	Dompfaff
G	Gans Geier Grünspecht	Aasgeier Eisvogel Kananrienvogel Nachtigall Papagei Wildgans	
H	Habicht Häher Haubenmeise	Eichelhäher Uhu	
K	Kakadu Kanarienvogel Kauz Kiebitz Kondor Krähe Kranich Kuckuck	Falke Fink Kakadu Kuckuck Pelikan Rotkehlchen Zaunkönig	Kuckuck
L	Lerche	Adler Bachstelze Dohle Eichelhäher Elster Eule Falke Flamingo Fledermaus Milan Pelikan Rotkehlchen Sperling Schwalbe Wellensittich Wildgans	Drossel Eisvogel Nachtigall
M	Meise Milan Möwe	Amsel Dompfaff Flamingo Fledermaus	
N	Nachtigall	Buntspecht Ente Gans Grünspecht Kanarienvogel Kondor Kranich Wellensittich Zaunkönig	Fasan Milan Rotkehlchen Schwan
P	Papagei Pelikan Pfau	Buntspecht Dompfaff Papagei Spatz Sperling Specht	

	Anlaut	Inlaut	Auslaut
R	Rabe Rebhuhn Reiher Rotkehlchen	Bussard Drossel Fledermaus Grünspecht Kanarienvogel Kranich Lerche Sperling Strauß	Adler Eichelhäher Elster Geier Kondor Reiher Star
S		Aasgeier Bussard Drossel Eisvogel Elster Fasan Gans Meise Wellensittich Zeisig	Fledermaus Gans Wildgans
SCH	Spatz Sperling Specht Star Strauß Schwalbe Schwan	Bachstelze Buntspecht	
T	Taube	Bachstelze Buntspecht Elster Ente Nachtigall Rotkchlchen Star Strauß Wellensittich	Buntspecht Bussard Grünspecht Specht
U	Uhu	Buntspecht Kuckuck Rebhuhn	Uhu Kakadu
W	Wellensittich Wildgans	Möwe	
Z	Zaunkönig Zeisig	Bachstelze	Kauz Kiebitz Spatz

Insekten, Würmer

A	Ameise	Grashüpfer Kellerassel Wanze	
B	Biene Bremse	Libelle	
CH		Stechfliege	
F	Fliege Floh	Grashüpfer Käfer Stechfliege	
G	Grashüpfer Grille	Fliege Regenwurm	

	Anlaut	Inlaut	Auslaut
H	Heuschrecke Hummel	Grashüpfer	
K	Käfer Kellerassel	Heuschrecke Mücke (Borkenkäfer, Hirschkäfer, Kartoffelkäfer, Maikäfer, Marienkäfer, Mistkäfer)	
L	Laus Libelle	Fliege Floh Grille Kellerassel Libelle Maulwurf Schmetterling Tausendfüßler	Hummel
M	Maulwurf Mücke	Ameise Bremse Hummel Schmetterling	(Regen-)Wurm
R	Raupe Regenwurm	Bremse Grashüpfer Grille Heuschrecke Kellerassel Schmetterling	Grashüpfer Käfer Tausendfüßler
S		Ameise Bremse Grashüpfer Kellerassel Wespe Tausendfüßler	Laus
SCH	Schmetterling Spinne Stechfliege	Heuschrecke	
T	Tausendfüßler	Schmetterling	
W	Wanze Wespe Wurm	Maulwurf Regenwurm	
Z		Wanze	

Wassertiere, Fische

A	Aal	Barsch Karpfen Lachs Makrele Sardine Seeanemone	

	Anlaut	Inlaut	Auslaut
B	Barsch	Krebs Robbe	
CH	Hecht		
D	Delphin Dorsch	Flunder Goldfisch Krokodil Sardine	
E	Einsiedlerkrebs Ente	Delphin Forelle Hecht	Makrele Sardine
F	Flunder Forelle Frosch	Delphin Goldfisch Karpfen Schellfisch	
G	Goldfisch	Seeigel	
H	Hai Hecht Hering Hummer	Seehund	
K	Karpfen Kaulquappe Krebs Kröte Krokodil Qualle	Lachs Kaulquappe Makrele Schildkröte Seeschnecke	
L	Lachs Languste	Delphin Flunder Forelle Kaulquappe Qualle Schellfisch Seelöwe Seeschlange Schildkröte	Krokodil Muschel Seeigel Wal
M	Makrele Molch Muschel	Hummer Seeanemone	
P	Pinguin	Karpfen Kaulquappe Seepferd	
R	Robbe	Barsch Frosch Hering Karpfen Krcbs Kröte Krokodil Makrele Seepferd Seestern Schildkröte	Flunder Hummer

	Anlaut	Inlaut	Auslaut
S	Sardine Seeanemone Seehund Seeigel Seelöwe Seepferd Seeschlange See- schnecke Seestern	Languste	Lachs Krebs
SCH	Schellfisch Schildkröte Schlange	Muschel Seeschlange Seeschnecke Seestern	Barsch Dorsch Frosch Goldfisch Schellfisch Walfisch
W	Walfisch	Seelöwe	

Zootiere

A	Affe Antilope	Dromedar Elefant Flamingo Gepard Giraffe Jaguar u.a.	Boa Gorilla Lama Puma Zebra
B	Bison Brillenschlange Büffel Boa	Eisbär Gibbon Marabu Robbe Zebra Zebu	
D	Dromedar		
E	Eisbär Elefant	Brillenschlange Büffel Gepard Chamäleon Kamel Leopard u.a.	Affe Antilope Hyäne Klappeschlan- ge Löwe Robbe Schildkröte Schimpanse Schlange
F	Flamingo	Affe Büffel Elefant Giraffe Nilpferd	
G	Gepard Gibbon Giraffe Gnu Gorilla	Jaguar Tiger	
H	Hyäne	Nashorn Seehund	
J	Jaguar		

	Anlaut	Inlaut	Auslaut
K	Chamäleon Kamel Känguruh Klapperschlange Krokodil	Krokodil Luchs Pelikan Schakal Schildkröte	
L	Lama Leopard Löwe Luchs	Antilope Brillenschlange Elefant Flamingo Gorilla Chamäleon Klapperschlange Nilpferd Pelikan Schildkröte Schlange Walroß	Büffel Kamel Krokodil Seeigel Schakal
M	Marabu	Dromedar Flamingo Chamäleon Kamel Lama Puma Schimpanse	
N	Nashorn Nilpferd	Antilope Brillenschlange Elefant Gnu Hyäne Panther Seehund Schimpanse	Bison Chamäleon Nashorn Orang-Utan Pelikan Pavian Pinguin
NG		Brillenschlange Känguruh Klapperschlange Orang-Utan Pinguin	
O	Orang-Utan	Antilope Bison Boa Dromedar Gibbon Gorilla Krokodil u.a.	Flamingo
P	Panther Pavian Pelikan Pinguin Puma Python	Antilope Gepard Klapperschlange Leopard Nilpferd Schimpanse	
R	Robbe	Brillenschlange Dromedar Eisbär Gepard Giraffe Gorilla Känguruh Klapperschlange Krokodil Leopard	Dromedar Jaguar Panther Tiger

	Anlaut	Inlaut	Auslaut
		Marabu Nashorn Nilpferd Orang-Utan Schildkröte Strauß Walroß Zebra	
S	Seehund Seeigel Seelöwe Seepferd Seeschlange	Bison Echse Eisbär Nashorn Schimpanse	Luchs Strauß Walroß
SCH	Schakal Schildkröte Schimpanse Schlange Strauß	Brillenschlange Klapperschlange	
T	Tiger	Antilope Orang-Utan Panther Python Schildkröte Strauß	Elefant Gepard Leopard Nilpferd
W	Walroß	Löwe Pavian Seelöwe	
Z	Zebra Zebu		

Wald- und Wildtiere

	Anlaut	Inlaut	Auslaut
A	Auerhahn	Dachs Gans Hamster Hase u.a.	
B	Bär Biber Blindschleiche	Rebhuhn Siebenschläfer Steinbock Zobel	
CH[1]		Eichhörnchen Kaninchen	Elch
D	Dachs	Eidechse	
E	Eichhörnchen Eidechse Elch Ente	Auerhahn Biber Fischotter u.a.	Eidechse Ente Gemse Hase Reh Schlange
F	Fischotter Frosch Fuchs	Siebenschläfer	Maulwurf Wolf
G	Gans Gemse	Igel	

	Anlaut	Inlaut	Auslaut
H	Hamster Hase Hirsch	Auerhahn Eichhörnchen Rebhuhn	
I	Igel	Biber Blindschleiche Fischotter Hirsch u.a.	
K	Kaninchen Kröte	Dachs Eidechse Fuchs Rehkitz	Steinbock
L	Luchs	Blindschleiche Elch Maulwurf Murmeltier Wildschwein Wolf Siebenschläfer Schlange	Igel Wiesel Zobel
M	Marder Maulwurf Maus Murmeltier	Gemse Hamster	
N	Natter	Blindschleiche Ente Gans Kaninchen Siebenschläfer Steinbock	Eichhörnchen Rebhuhn Schwan Truthahn
R	Rebhuhn Ratte Reh Rehkitz	Auerhahn Eichhörnchen Frosch Hirsch Kröte Marder Maulwurf Murmeltier Truthahn	Bär Biber Fischotter Hamster Marder Murmeltier Natter Siebenschläfer
S	Siebenschläfer	Eidechse Hamster Hase Wiesel Gemse	Dachs Fuchs Gans Maus
SCH	Schlange Steinbock Schwan	Blindschleiche Fischotter Wildschwein Siebenschläfer	Frosch Hirsch
T	Truthahn	Ente Fischotter Hamster Kröte Murmeltier Natter Ratte Rehkitz Steinbock	

	Anlaut	Inlaut	Auslaut
W	Wildschwein (Bache, Keiler, Frischling) Wiesel Wolf	Maulwurf Schwan	
Z	Zobel		Rehkitz

Gemüse, Kräuter

	Anlaut	Inlaut	Auslaut
A	Artischocke Aubergine Avocado	Hafer Kartoffel Kohlrabi u.a.	
B	Blumenkohl Bohnen Broccoli	Aubergine Erbsen Kohlrabi Liebstöckel Lorbeerblatt	
CH[1]		Fenchel	Rettich
CH[2]		Eierfrucht	Lauch Schnittlauch
D	Dill	Avocado Radieschen	
E	Eierfrucht Erbsen	Aubergine Blumenkohl Bohnen	Artischocke Aubergine Gerste Hirse Petersilie Pilze
F	Fenchel	Eierfrucht Hafer Kartoffel Pfeffer	
G	Gerste Gurke	Roggen	
H	Hafer Hirse		
K	Kartoffel Kohl Kohlrabi Kraut Kümmel Kopfsalat	Artischocke Avocado Blumenkohl Broccoli Gurke Liebstöckel Muskat Nelken Paprika Rosenkohl Spargel	
L	Lauch Liebstöckel Lorbeerblatt	Blumenkohl Broccoli Kohlrabi Mangold Nelken Petersilie Pilze Salat Sellerie Schnittlauch Zwiebel	Blumenkohl Fenchel Kartoffel Kohl Kümmel Liebstöckel Rosenkohl Schwarzwurzel Zwiebel

	Anlaut	Inlaut	Auslaut
M	Mais Majoran Mangold Mohrrüben Muskat	Blumenkohl Kümmel Thymian Tomate Zimt	
N	Nelken	Aubergine Blumenkohl Bohnen Fenchel Rosenkohl Spinat Schnittlauch	Bohnen Erbsen Majoran Roggen Thymian Weizen
P	Paprika Petersilie Pilz Pfeffer	Paprika	
R	Radieschen Reis Rettich Roggen Rosenkohl Rhabarber Rübe	Artischocke Aubergine Broccoli Eierfrucht Erbsen Gerste Gurke Hirse Kartoffel Kohlrabi Kraut Lorbeerblatt Majoran Mohrrübe Paprika Petersilie Sellerie Spargel Schwarzwurzel Wirsing	Hafer Pfeffer Rhabarber
S	Salat Sellerie	Erbsen Gerste Hirse Muskat Petersilie Radieschen Rosenkohl Wirsing	Mais Reis Kürbis
SCH	Spargel Spinat Schnittlauch Schwarzwurzel	Artischocke Liebstöckel	Boretsch
T	Thymian Tomate	Artischocke Gerste Kartoffel Liebstöckel Petersilie Rettich Schnittlauch Tomate	Eierfrucht Kraut Lorbeerblatt Mangold Muskat Salat Spinat Zimt
W	Weizen Wirsing	Avocado Schwarzwurzel Zwiebel	
Z	Zimt Zucchini Zwiebel	Schwarzwurzel Weizen	Pilz

	Anlaut	Inlaut	Auslaut

Obst, Beeren

A	Apfel Ananas Aprikose		
B	Banane Birne Brombeere	. . . beere Mirabelle Hagebutte Traube	
D	Dattel	Holunder Mandarine	
E	Erdbeere	. . . beere	. . . beere
F	Feige	Apfel Grapefruit Pfirsich Pflaume	
G	Grapefruit	Hagebutte	
H	Holunder Heidelbeere Himbeere Holunder	Wacholderbeere	
K	Kirsche Kokosnuß Quitte Kiwi	Aprikose Kokosnuß Sauerkirsche	
M	Mandarine Melone Mirabelle	Brombeere Himbeere Pflaume	
O	Orange	Brombeere Holunder Melone Wacholderbeere Zitrone	
P	Pampelmuse Pfirsich Pflaume	Apfel Aprikose	
S		Aprikose Kokosnuß Pampelmuse Pfirsich	Kokosnuß
SCH	Stachelbeere	Kirsche Zwetschge	
T	Traube	Dattel Hagebutte Quitte Stachelbeere Zitrone Zwetschge	Grapefruit
W	Wacholderbeere	Zwetschge Kiwi	
Z	Zitrone Zwetschge		

	Anlaut	Inlaut	Auslaut

Blumen und Pflanzen

A	Astern Akelei	Enzian Farn Löwenzahn	Erika Reseda
B	Brennessel	Gänseblume	
D	Distel Dahlie	Edelweiß Weide	
E	Edelweiß Efeu Enzian	Edelweiß	Blume Klee Rose Weide
F	Farn Frauenschuh Veilchen	Efeu Kiefer Stiefmütterchen	Hanf
G	Gänseblümchen Glockenblume	Maiglöckchen Margerite Osterglocke Schneeglöckchen	
K	Klee Kornblume Krokus	Glockenblume Krokus Nelke	
L	Lilie Löwenzahn Linde Lärche	Edelweiß Lilie Gänseblume Klee Veilchen Maiglöckchen Nelke Tulpe	Brennessel Distel Primel
M	Maiglöckchen Margerite Mohn	Blume Stiefmütterchen	Baum
N	Narzisse Nelke	Brennessel Enzian Frauenschuh	Astern Enzian Farn Veilchen . . . glöckchen Stiefmütterchen
P	Primel Pilz	Tulpe Zypresse	
R	Rose	Brennessel Frauenschuh Farn Kornblume Krokus Margerite Narzisse Osterglocke Seerose Silberdistel Stiefmütterchen	Aster

	Anlaut	Inlaut	Auslaut
S	Seerose Sonnenblume Silberdistel	Astern Brennessel Distel Gänseblume Narzisse Osterglocke Rose	Edelweiß Krokus Raps
SCH	Schlüsselblume Schneeglöckchen Stiefmütterchen	Frauenschuh Rittersporn	
T	Tulpe Tanne	Astern Distel Margerite Osterglocke Stiefmütterchen	Türkenbund

Berufe

A	Apotheker Arbeiter Architekt Automechaniker Anstreicher Arzt	Glaser, Dachdecker, Maler	
B	Bauarbeiter Bauer Bäcker Bedienung Bergmann Bergführer Bierbrauer Bürgermeister Busfahrer Briefträger	Bierbrauer	
CH[1]	Chemiker	Ansteicher Richter	
CH[2]		Dachdecker Schlachter	
D	Dachdecker Dirigent Dompteur Drucker Dolmetscher Dozent	Bedienung Fremdenführer Kindergärtnerin Soldat Schneider	
E	Elektriker Erzieher Eisverkäufer	Viehhändler, Briefträger	Logopäde Matrose
F	Verkäufer Feuerwehrmann Viehhändler Fischer Fliesenleger Förster	Busfahrer Briefträger Hausfrau Kaminfeger	Fotograph

	Anlaut	Inlaut	Auslaut
	Fotograf	Kaufmann	
	Fremdenführer	Kranführer	
	Friseur	Lokomotivführer	
		Offizier Pfarrer	
G	Gärtner Gipser	Bergmann Dirigent	
	Glaser Grafiker	Fotograph	
		Kaminfeger Metzger	
		Jäger	
H	Händler	Viehhändler	
	Handwerker		
	Hausfrau Hirte		
	Holzfäller		
I	Imker Informatiker	Tischler Dirigent	
	Ingenieur	Sanitäter	
K	Kaminfeger Kapitän	Apotheker	
	Kaufmann	Dachdecker	
	Kindergärtnerin	Elektriker Verkäufer	
	Klempner	Lokomotivführer	
	Kranführer	Musiker	
	Krankenschwester	Zirkusdirektor	
	Koch Komponist		
	Kontrolleur		
L	Lehrer	Elektriker Glaser	
	Lokomotivführer	Holzfäller Maler	
		Müller Pilot	
		Schlosser	
M	Maler Matrose	Bergmann Dompteur	Astronom
	Maurer Mechaniker	Imker Schuhmacher	
	Metzger Müller	Schmied	
	Musiker	Zimmermann	
O	Offizier Optiker	Dompteur Soldat	
P	Pfarrer Pilot	Apotheker	
	Polizist Portier	Dompteur Gipser	
	Postmann Priester	Kapitän Klempner	
	Professor	Optiker Sportler	
	Programmierer	Töpfer	
R	Rechtsanwalt Reiter	Arbeiter Erzieher	Winzer, Schiffer
	Richter Rennfahrer	Sportler Dirigent	Tischler Schuhmacher
			Friseur

	Anlaut	Inlaut	Auslaut
S	Sanitäter Sänger Seemann Sekretär Servierer Soldat	Busfahrer Fliesenleger Friseur Gipser Glaser Matrose Postmann Schlosser Zirkusdirektor	
SCH	Schäfer Schauspieler Schiffer Schornsteinfeger Schuhmacher Schlachter Schlosser Schmied Schneider Sportler Schreiner Schriftsetzer Straßenbahnführer Straßenkehrer	Bergsteiger Krankenschwester	
T	Tänzer Taucher Tierpfleger Töpfer Tischler	Architekt Briefträger Förster Hirte Kapitän Lokomotivführer	Architekt Dirigent Dozent Pilot Polizist Schmied Zahnarzt Arzt Astronaut
W	Weber Weinhändler Winzer	Feuerwehrmann Handwerker Krankenschwester	
Z	Zahnarzt Zimmermann Zirkusdirektor	Dozent Erzieher Holzfäller Offizier Tänzer Winzer	

Kaufladen

B	Bonbon Brause Brot Brötchen Butter	Gummibärchen Kaba	
D	Dosenmilch	Nudeln Pudding	
E	Eier Eis Essig	Eier Gewürze Mehl	Brause Gewürze Kaffee
F	Fisch Fleisch Fleischwurst	Haferflocken Kaffee Konfitüre Saft Seife	

	Anlaut	Inlaut	Auslaut
G	Gewürze Gries Gummibärchen Gurke	Joghurt Margarine Essiggurke Kaugummi	
H	Haferflocken Honig	Joghurt	
K	Kaba Kaffee Kakao Kaugummi Käse Kekse Konfitüre Kotelett Kuchen Quark	Haferflocken Kakao Kekse Makkaroni Schinken Schokolade Wecken Zucker	Speck Essig
L	Limonade	Dosenmilch Fleisch Haferflocken Kotelett Praline Marmelade Nudeln Pulverkaffee Salz Schokolade	Öl Schnitzel
M	Margarine Marmelade Mehl Milch Marzipan	Gummibärchen Kaugummi Limonade	
N	Napfkuchen Nudeln Nüsse	Bonbon Dosenmilch Honig Konfitüre Limonade Margarine Hähnchen Saitenwürste	Brötchen Haferflocken Kuchen Nudeln Rosinen Wecken Wein
P	Pudding Pulverkaffee	Suppenhuhn Speck	
R	Reis Rosinen	Brause Brot Gewürze Gries Quark Karamelle	Zucker
S	Saft Salz Seife Sekt	Brause Dosenmilch Essig Käse Kekse Ölsardinen Nüsse Rosinen Zitronensaft Wurst	Eis Gries Reis
SCH	Schinken Sprudel Schokolade Speck	Orangeat Fleischwurst	Fleisch

	Anlaut	Inlaut	Auslaut
T	Tee Torte	Brötchen Butter Konfitüre Zitronensaft Kotelett	Joghurt Saft Wurst
W	Wecken Wein Wurst	Quark Gewürze	
Z	Zitronensaft Zucker	Gewürze Puderzucker Marzipan	Salz

Verben, die bei Handlungen herangezogen werden können

B	backen basteln bauen bitten blasen braten
CH[1]	zeichnen
CH[2]	lachen machen
D	daraufstellen darunterstellen darunterlegen drehen
E	einkaufen ernten essen
F	fahren fassen verkaufen fliegen füttern
G	gackern geben gehen gießen grasen gucken
H	halten hämmern heben helfen holen hüpfen
J	jagen jäten
K	kaufen klettern kochen kommen krabbeln kriechen
L	lachen laufen lenken lesen leuchten
M	machen malen marschieren
N	nähen
P	packen pusten
R	radeln raufen rechnen reiten rennen rodeln rollen rudern rütteln
S	sagen sägen säubern saufen sehen segeln singen sitzen summen surren
SCH	schaufeln schaukeln schreiben schreiten striegeln schlafen schlagen schlittenfahren schlittschuhfahren schneiden schnurren skifahren stampfen
T	tanzen tauchen tragen trampeln trinken trocknen
W	wackeln waschen wechseln weiden werfen wiegen winken würfeln
Z	zeichnen zeigen zerren ziehen

Verzeichnis der Arbeitsmittel
(ohne Anspruch auf Vollständigkeit)

Spiele, die die Lautbehandlung unterstützen:

Blinde Kuh. Ein Spiel mit Gesichtsmasken, tastbaren Formen und einem Beutelchen. Sehr vielseitig einsetzbar. Ab 4 Jahre. Otto Maier Verlag, Ravensburg.

Habition. (Wir wohnen). Eine Wohnung soll eingerichtet werden. Die Möbel kann man kaufen (k) oder beSorgen (s-medial). Fernand Nathan, Paris.

Ich spiele Einkaufen. Ein Würfelspiel, das zur K-Festigung herangezogen werden kann. Ab 5 Jahre. Otto Maier Verlag, Ravensburg, Paris.

Je m'habille. (Ich ziehe mich an). Ein Spiel mit dem Themenschwerpunkt Bekleidung, das sich eignet zur Festigung des z (Lisa zieht ... an) oder auch des k (Kleider einkaufen). Fernand Nathan, Paris.

Kallache, Catherine: Jeu des Visages – Faces. Bildkärtchen mit unterschiedlicher Mimik und Mundmotorikübungen. Verlag Fernand Nathan, Paris.

Klanglotto 2: Die 48 verschiedenen Geräusche sollen Abbildungen auf Situationstafeln zugeordnet werden. Gut zur auditiven Konzentrationsförderung für Vorschulkinder.

Koffer packen. Kartenlegespiel, das für die eigenen Zwecke verändert werden kann. Am einfachsten ist es für die k-Festigung einzusetzen (Ich packe in den Koffer ...). Gut auch als Übung für das verbale Gedächtnis. Otto Maier Verlag, Ravensburg.

Lerne hören – lerne sprechen. Sprechförderungsprogramm unterschiedlich einsetzbar mit Tonkassette, Lotto, Puzzles und Beilagemappe. Für Vorschulkinder. Schubi Lernmittel, Gottmadingen.

Loto Sonore. Lottospiel mit Kassette zur auditiven Aufmerksamkeit. Verlag Fernand Nathan, Paris.

Mini-Lük. Mit ca. drei Begleitheften. Viele der Vorlagen sind geeignet, den Laut g bzw. die Vorsilbe ge zu festigen. Beispiel: xy gehört zu ... Ab 5 Jahre. Heinz Vogel Verlag, Braunschweig.

Puste mal. Leichte Bälle sollen in entsprechende Öffnungen geblasen werden. Zur Luftstromlenkung gut und schon für relativ kleine Kinder. Finken Spiele.

Tierstimmen-Lotto. Den Tierstimmen auf der Tonkassette sollen die Bilder zugeordnet werden. Einzusetzen für das genaue Hinhören, aber auch zur Festigung des s (daS iSt ein Affe). Eher für ältere Kinder. Fernand Nathan, Paris.

Tönende Geschichten. 2-Minuten-Geschichten auf Kassetten sollen verfolgt und Bilder zugeordnet werden. Für Vorschulkinder zur auditiven Wahrnehmungsförderung. Schubi Lernmittel, Gottmadingen.

Wer braucht was? Legespiel, bei dem Berufen entsprechende Werkzeuge zugeordnet werden sollen. Geeignet entweder für die g- oder die br-Festigung (zum Hammer gehört ... oder der Maurer braucht ...) Gut für das Vorschul- und erste Schulalter. Otto Maier Verlag, Ravensburg.

Reime und Gedichte, Fingerspiele:

Baur, Alfred: Bli bla blu. Schaffhausen: Novalis Verlag.
Baur, Alfred: Fließend sprechen. Schaffhausen: Novalis.
Baur, Alfred: Fingertheater. Schaffhausen: Novalis.
Cratzius, Barbara und Brauer, Sybille: Tippel trippel, tapp, Finger auf und ab. Augsburg: Pattloch Verlag 1994.
Cratzius, Barbara: Noch mehr Fingerspiele und andere Kinkerlitzchen. Reinbek: Rowohlt 1989.
Jöcker, Detlev: Ich bin der kleine Zappelmann. Münster: Menschenkinder Verlag 1994.
Kreusch-Jakob, Dorothe: Da hüpft der Frosch den Berg hinauf. München: dtv 1991.
Pausewang, E.: Die Unzertrennlichen. München: Don Bosco 1991.
Pousset, Raimund: Fingerspiele und andere Kinkerlitzchen. Reinbek: Rowohlt TB 1993.
Stöcklin-Meier, Susanne: Eins, zwei, drei ritsche ratsche rei. Ravensburg: Otto Maier 1987.

Für das lautorientierte Finden von bestimmten Wörtern:

Zeller, Wilhelmine u. Aschenbrenner, Hannes: Sprachheilpädagogische Wortgutsammlung. Frankfurt/M.: Diesterweg.

Literatur

Arndt, M.: Didaktische Spiele. Stuttgart: Klett 1980

Arnold, G.: Die Sprache und ihre Störungen. Wien: Springer 1970

Arp, D., et al.: Hören, Spielen, Sprechen. Hamburg: Verlag Erziehung und Wissenschaft e.V. 1979

Backus, O. u. Beasley, J.: Speech Therapy with Children. Boston: Houghton Mifflin Comp. 1951

Berndsen, K.-J.: Zum Verständnis der Myofunktionellen Therapie. In Berndsen u. Berndsen (Hrsg.): Neuromotorische Koordinationsstörungen und Auswirkungen auf die orofaziale Muskulatur. Frankfurt/M.: Lang 1991.

Blanche, S., et al.: A Minimal-Word-Pair-Model for Teaching the Linguistic Significance of Distinctive Feature Properties. Journal of Speech and Hear. Dis. (1981), 481 – 493.

Bloodstein, O.: Speech Pathology. Boston: Houghton Mifflin Comp. 1979.

Böhme, G.: Therapie der Sprach-, Sprech- und Stimmstörungen. Stuttgart: G. Fischer 1980.

Breuer, H., u. Weuffen, M.: Gut vorbereitet auf das Lesen- und Schreibenlernen, Berlin: VEB Deutscher Verlag der Wissenschaften 1977.

Brüggebors, G.: Einführung in die Holistische Sensorische Integration (HSI), Teil 1. Dortmund: Borgmann 1992.

Buckmann, O., u. Kaldekewitz, G.: Beziehungen zwischen Verbosensomotorikniveau und intellektuellen Voraussetzungen bei Vorschulkindern älterer Gruppe sowie deren Schulerfolg. In: Beiträge aus der Erziehungsberatungsstelle Greifswald. Ernst Moritz Arndt Universität (Hrsg.) 1980.

Campbell, T.F., u. Shriberg, L.D.: Effect of Pragmatic Structures on Phonological Produktion in Speech Delayed Children. Paper presented at the Annual Convention of the American Speech-Language-Hearing Association. Atlanta 1979.

Clausnitzer, R., u. V.: Muskelfunktionsübungen im orofacialen Bereich. In Curschellas (Hrsg.): „Aspekte". Luzern: Edition SZH/SPC 1990.

Cooke, J., u. Williams, D.: Therapie mit sprachentwicklungsverzögerten Kindern. Stuttgart: G. Fischer 1992.

Cooper, R.: The Method of Meaningful Minimal Contrasts in Functional Articulation Problems. Journal Speech and Hear. Ass. 10 (1986), 17 – 22.

Creaghead, N., Newman, P., Secord, W.: Assessment and Remediation of Articulatory and Phonological Disorders. Columbus, Ohio: Merrill Publishing Company 1989.

Crystal, D.: Clinical Linguistics. Wien/New York: Springer 1981.

Dahan, J.: Orale Sterognose. Vortrag vor dem VIII. Europäischen Kongreß für Myofunktionelle Therapie. Würzburg 1988.

Dahm, A.G., u. Jäger, U.: Motorik und Sprache. Limburg: Frankonius 1978.

Dickson, S. (Hrsg.): Communication Disorders. Glennview/III.: Scott, Foresman & Co. 1974.

Dreher, W.: Studien und Übungen zur Sprachtherapie. Stuttgart: Verlag Freies Geistesleben 1983.

Dubois, E., u. Bernthal, J.: A Comparison of Three Methods of Obtaining Articulatory Responses. Journal of Speech and Hear. Dis. 43 (1978), 295 – 305.

Eisenson, J.: Aphasia in Children. New York: Harper and Row 1972.

Elbert, M.: Analysis and Treatment from a Phonologically Oriented Perspective. In Shelton, R. (Ed.): Seminars in Speech and Language. Persistent Sound System

Disorder: Nature and Treatment. New York: Thieme Medical Publishers, Inc. 1993.
Elbert, M. und Gierut, J.: Handbook of Clinical Phonology. Boston, Mass.: College-Hill Press 1986.
Elkonin, D.: Psychologie des Spiels. Berlin: VEB Volk und Wissen 1980.
Franke, U.: Logopädisches Handlexikon. München: Ernst Reinhardt 1984.
–Giftige Spiele. In Büttner, Ch., u. Ende. A. (Hrsg.): Jahrbuch der Kindheit. Weinheim: Beltz 1984a.
– u. Futterknecht, G.: Elternberatung bei stotternden und schwer stammelnden Vorschulkindern. In Lotzmann, G. (Hrsg.): Elternberatung und Familientherapie bei Sprach-, Sprech- und Hörstörungen. München: Fink 1981.
Fried, L.: Spiele und Übungen zur Lautbildung. Weinheim: Beltz 1981.
Friederici, A.: Neuropsychologie der Sprache. Stuttgart: Kohlhammer 1984.
Froeschels, E.: Speech and Voice Correction. New York: Philosophical Library 1948.
Führing, M., et al.: Die Sprechfehler des Kindes und ihre Beseitigung. Wien: Österreichischer Bundesverlag 1973.
Garliner, D.: Myofunktionelle Diagnose und Therapie der gestörten Gesichtsmuskulatur. München: Verlag Zahnärztlich-Medizinisches Schrifttum 1980.
–: Myofunktionelle Therapie in der Praxis. Germering: Dinauer 1989.
Girolametto, L. E., et al.: Developing Dialogue Skills: The Hanan Early Language Parent Program. Seminars in Speech and Language. New York: Thieme-Stratton 1987, 367–382.
Gollwitz, G.: 100 neue Sprechspiele, Band I und II. Bad Abbach: Fachverlag für sprachheilpädagogische Praxisbücher 1987, 1988.
Gordon-Brannan, M., Hodson, B., Wynne, M.: Remediating Unintelligible Utterances of a Child With a Mild Hearing Loss. American Journal of Speech-Language Pathology: A Journal of Clinical Practice, Vol. 1, Nr. 4 (1992), 28–38.
Grimm, H.: Psychologie der Sprachentwicklung. Stuttgart: Kohlhammer 1977.
–, u. Engelkamp, H.: Sprachpsychologie. Berlin: Schmidt 1981.
–, u. Schöler, H.: Der Heidelberger Sprachentwicklungstest. Braunschweig: Westermann 1978.
–, – Sprachentwicklungsdiagnostik. Göttingen: Verlag für Psychologie 1985.
Grunwell, P.: Developmental Language Disorders at the Phonological Level. In Jones, M. (Hrsg.): Language Disability in Children. Lancaster: MTP Presse Falcon House 1980.
Gugelmann, U., u. Gugelmann, A.: Stammeln aus sprachtherapeutischer Sicht. In Böhme, G. (Hrsg.): Therapie der Sprach-, Sprech- und Stimmstörungen. Stuttgart: G. Fischer 1980.
Hacker, D.: Phonologie. In Baumgartner, S., Füssenich, I. (Hrsg.): Sprachtherapie mit Kindern. München/Basel: Reinhardt 1994 (2. Aufl.).
Hafer, H.: Die heimliche Droge – Nahrungsmittelphosphat. Heidelberg: Kriminalistik Verlag 1984.
Hahn, H.: Was ist Myofunktionelle Therapie? MFT-Mitteilungen Nr. 2 (1989).
Hahn, V.: Myofunktionelle Therapie. München: Profil 1988.
Hermann, M.: Spiele zur Sprachtherapie. Wehrheim: Verlag gruppenpädagogischer Literatur ²1986.
Herrgott, F.: Grundspielbuch. Donauwörth: Auer 1980.
Herrmann, C.: Einführung in die Bionator Heilmethode. Heidelberg: C. Herrmann Selbstverlag 1973.
–: Die Kieferorthopädie und ihr Bezug zum Lymphsystem. Biologische Medizin 1 (1985).

Hilton, L.M.: Treatment of Deviant Phonologic Systems: Tongue Trust. In Perkins, W.H. (Hrsg.): Phonological Articulatory Disorders. New York: Thieme-Stratton 1983.
Hodge, M.: Assessment and Treatment of a Child with a Developmental Speech Disorder: A Biological-Behavioral Perspective. In Shelton, R. (Ed.): Seminars in Speech and Language. Persistent Sound System Disorder: Nature and Treatment. New York: Thieme Medical Publishers, Inc. 1993.
Hoffmann, P.: A Whole-Language Treatment Perspective for Phonological Disorder. In Shelton, R. (Ed.): Seminars in Speech and Language. Persistent Sound System Disorder: Nature and Treatment. New York: Thieme Medical Publishers, Inc. 1993.
Ingram, D.: Phonological Disability in Children. London: Arnold 1976.
Innerhofer, P., u. Warnke, A.: Eltern als Co-Therapeuten. Berlin/Heidelberg/New York: Springer 1978.
Jakobson, R.: Kindersprache, Aphasie und reine Lautgesetze. Frankfurt/M.: Suhrkamp 1972.
Jernberg, A. M.: Theraplay – eine direktive Spieltherapie. Stuttgart: G. Fischer 1987.
Kegel, G.: Sprache und Sprechen des Kindes. Hamburg: Rowohlt 1974.
Kittel, A.: Myofunktionelle Therapie. In Grohnfeldt (Hrsg.): Handbuch der Sprachtherapie, Band 2. Berlin: Marhold 1990.
–, u. Jenatschke, F.: Myofunktionelle Therapie (MFT) bei Dysfunktionen der Zungen-, Kiefer- und Gesichtsmuskulatur. Sprache-Stimme-Gehör 8 (1984).
Klein-Vogelbach, S.: Therapeutische Übungen zur Funktionellen Bewegungslehre. Berlin/Heidelberg/New York: Springer 1978.
Kramer, J.: Der Sigmatismus. Solothurn: Antonius 1976.
Krech, H.: Die Behandlung der gestörten S-Laute. Berlin: VEB Verlag Volk und Gesundheit 1969.
Kupperman, P. et al.: Activating Articulation Skills through Theraplay. Journal of Speech and Hear. Dis. (1980), 540 – 544.
Leonhardt, H.: Innere Organe. dtv-Atlas der Anatomie, Band 2. München: Deutscher Taschenbuch Verlag 1973.
Lleras, B., u. Müller, L.: MFT kann auch Spaß machen. GRUMS (Heidelberger Gruppenkonzept für Myofunktionelle Störungen). Forum Logopädie 1 (1993).
Lodes, H.: Atme richtig. Bergisch-Gladbach: Lübbe 1981.
Lund, N., u. Duchan, J.: Phonological Analysis. A Multifaced Approach. Brit. Journ. of Dis. of Comm. (1978), 119 – 126.
Masterson, J.: Classroom-Based Phonological Intervention. American Journal of Speech-Language Pathology: A Journal of Clinical Practice, Vol. 2, Nr. 1 (1993), 5–9.
McDonald, E.T.: Articulation Testing and Treatment – a Sensory-Motor-Approach. Pittsburgh: Stanvix House 1964.
McGinnis, M.: Aphasic Children. Identification and Evaluation by the Association Method. Washington, DC: The Alexander Graham Bell Ass. for the Deaf. Inc. 1963.
McReynolds, L.V., u. Bennett, S.: Distinctive Feature Generalisation in Articulation Training. Journal of Speech and Hear. Dis. (1972), 462 – 470.
–, u. Elbert, M.: Criteria for Phonological Process Analysis. Journal of Speech and Hear. Dis. (1981) 197 – 204.
Menyuk, P.: Die Rolle der distinktiven Merkmale beim Erwerb der Phonologie durch das Kind. In Eichler, W. u. Hofer, (Hrsg.): Spracherwerb und linguistische Theorien. München: Piper 1974.
– The Role of Dinstinctive Features in Childrens Acquisition of Phonology. Journal of Speech and Hear. Res. 11 (1968) 138 – 146.

–, u. Looney, P.L.: Relationship among Components of the Grammar in Language Disorder. Journal of Speech and Hear. Res. 15, (1972), 395 – 406.

Müller, U.: Zur Bestimmung der Rangfolge des Schwierigkeitsgrades von Lauten der deutschen Sprache. Z. f. Phonetik, Sprachwiss. und Kommunikationsforschung 25 (1973).

Müssig, D.: Mund-Raum-Funktion. In Berndsen u. Berndsen (Hrsg.): Neuromotorische Koordinationsstörungen und Auswirkungen auf die orofaziale Muskulatur. Frankfurt/M.: Lang 1991.

Mysak, E.D.: Speech Pathology and Feedback Theory. Springfield Ill.: Thomas 1971.

Olmsted, D.L.: Eine Theorie über das Erlernen der Phonologie durch das Kind. In Eichler, W. u. Hofer, (Hrsg.): Spracherwerb und linguistische Theorien. München: Piper 1974.

Orth, H., u. Block, R.: Die Beeinflussung orofazialer Funktionen durch die Wirbelsäulenhaltung. Der Kinderarzt 9 (1987).

Padovan, B.: Die Schluckfehlfunktion. Myotherapeutisches Training bei Zungenfehlfunktion: Diagnose und Therapie. Ortodontia 9, Nr. 1 und 2 (1976).

–: Entwicklung der Bewegung als Grundlage für Sprache. Weleda Nachrichten Nr. 148 (1982).

Panagos, J.M., et al.: Syntactic and Phonological Influences on Childrens Articulation. Journal of Speech and Hear. Dis. 22 (1979), 841 – 848.

– (Hrsg.): Childrens Phonological Disorders in Language Context. Seminars Vol. 3, Number 2, May 1982. New York: Thieme-Stratton.

Perkins, W.H. (Hrsg.): Phonologic-Articulatory Disorders. New York: Thieme-Stratton 1983.

Ressl, S.: Die Myofunktionelle Therapie. Quintessenz-Journal Nr. 16 (1986).

Rieder, K.: Sprachfördernde Übungen und Spiele. Wien: Jugend und Volk 1980.

Van Riper, Ch.: Speech Correction. Englewood Cliffs: Prentice Hall 1978.

–, u. Irwin, O.C.: Artikulationsstörungen. Berlin: Marhold 1976.

Ruder, K.F., u. Bunce, B.H.: Articulatory Training Using Distinctive Feature Analysis to Structure the Training Program – Two Case Studies. Journal of Speech and Hear. Dis. (1981), 59 – 65.

Ruscello, D.: A Motor Skill Learning Treatment Program for Sound System Disorders. In Shelton, R. (Ed.): Seminars in Speech and Language. Persistent Sound System Disorder: Nature and Treatment. New York: Thieme Medical Publishers, Inc. 1993.

Rvachew, S.: Speech Perception Training Can Facilitate Sound Production Learning. Journal of Speech and Hearing Research, Vol. 37, Nr. 2 (1994), 347–357.

Saben, C., Ingham, J.: The Effects of Minimal Pairs Treatment on the Speech-Sound Production of Two Children With Phonological Disorders. Journal of Speech and Hearing Research, Vol. 34, Nr. 5 (1991), 1023–1040.

Schlack, H.: Paradigmawechseln in der Frühförderung. Frühförderung konkret 8 (1989) 13–18.

Scholz, H.J.: Zum phonologischen Aspekt des Spracherwerbs und dessen Bedeutung für die Dyslalie. Sprachheilarbeit (1974) 145 – 152.

Schulze, B.: Analyse der Literatur zum Elterntraining unter dem Aspekt der Kooperation der Eltern. In Innerhofer u. Müller (Hrsg.): Elternarbeit in der Verhaltenstherapie. Sonderheft I/1974 der „Mitteilungen der GVT e. V.“.

Von Schwerin, A.: Sprach- und sprechauffällige Kinder im Kindergarten. München: Bayer. Landesverband katholischer Kindertagesstätten e.V. 1984.

–: Sprache haben, sprechen können. Freiburg i. Br.: Herder 1990.

Scripture, M.K., u. Jackson, E.: A Manual of Exercises for the Correction of Speech Disorders. Philadelphia: Davis 1927.

Shelton, R.: Grand Rounds for Sound System Disorder. Conclusion: What Was Learned. In Shelton, R. (Ed.): Seminars in Speech and Language. Persistent Sound System Disorder: Nature and Treatment. New York: Thieme Medical Publishers, Inc. 1993.

Shriberg, L., u. Kwiatkowski, J.: Phonological Disorders. Journal of Speech and Hear. Dis. (1982), 242 – 256.

Signer, M.: Hörtraining bei akustisch differenzierungsschwachen Kindern. Bern: Haupt 1975.

Singh, S., et al.: The Role of Distinctive Features in Articulation Errors. Journal of Speech and Hear. Dis. (1981), 174 – 183.

Stinchfield-Hawk, S.M., u. Young E.H.: Children with Delayed or Defective Speech. Stanford: Univ. Press 1938.

Telage, K.: A Computerized Place-Manner Distinctive Feature Program for Articulation Analysis. Journal of Speech and Hear. Dis. (1980), 481 – 493.

Thiele, E.: Vom Zungenkämpfer zum Schluckmeister. München: Verlag Zahnärztlich-Medizinisches Schrifttum 1986.

Tyler, A., Figurski, R., Langsdale, T.: Relationships Between Acoustically Determined Knowledge of Stop Place and Voicing Contrasts and Phonological Treatment Progress. Journal of Speech and Hearing Research, Vol. 36, Nr. 4 (1993), 746–759.

Von Treuenfels, H.: Kopfhaltung, Atlasposition und Atemfunktion beim offenen Biß. Fortschritte der Kieferorthopädie 45 (1984).

–: Über die Relation von Dysgnathien, Haltungsfehlern und Deformitäten der Wirbelsäule. Dtsch. Zeitschrift für Biologische Zahn-Medizin 1 (1986).

Vopel, K.: Interaktionsspiele für Kinder. Hamburg: ISKO-Press 1977.

Watzlawick, P., et al: Menschliche Kommunikation. Bern: Huber 1980.

Weidenmann, B., u. Krapp, A. (Hrsg.): Pädagogische Psychologie. München/Weinheim: Psychologie Verlags Union 1986.

Weiner, F.:Systematic Sound Preference as a Characteristic of Phonological Disability. Journal of Speech and Hear. Dis. (1981a), 281 – 286.

– : Treatment of Phonological Disability Using the Method of Meaningful Minimal Contrast – Two Studies. Journal of Speech and Hear. Dis. (1981b), 79 – 103.

Weinert, H.: Die Bekämpfung von Sprechfehlern. Berlin: VEB Verlag Volk und Gesundheit 1982.

Winitz, H.: Articulatory Acquisition and Behavoir. New York: Appleton-Century-Crofts 1969.

Wohlleben, U.: Logopädische Therapie bei Lippen-, Kiefer-, Gaumenspalten - ein Ansatz funktionellen Muskeltrainings. Sprache-Stimme-Gehör 11 (1987).

Wulff, J. u. H.: Übungsblätter zur Sprachbehandlung. Hamburg: Wartenberg und Söhne o.J.

Wyatt, G.: Entwicklungsstörungen der Sprachbildung und ihre Behandlung. Stuttgart: Hippokrates 1973.

Young, E.H. u. Stinchfield-Hawk, S.M.: Moto-kinaestetic Speech Training. Stanford: Univ. Press 1955.

Stichwortverzeichnis

Walburga Brügge/Katharina Mohs

Therapie der Sprachentwicklungsverzögerung

Eine Übungssammlung

2001. ca. 230 Seiten. ca. 20 Abb. (3-497-01554-7) kt

Arbeitsheft zur Therapie der Sprachentwicklungsverzögerung

2001. DIN A 4. ca. 32 Seiten. (3-497-01563-6) geh

Sprachentwicklungsverzögerungen zeigen ein vielfältiges Erscheinungsbild: Die betroffenen Kinder haben Schwierigkeiten mit der Aussprache, dem Wort- und Satzverständnis und mit der Grammatik. Das **Buch** stellt Übungen und Spielideen vor, die es ermöglichen, die Therapie abwechslungsreich und spielerisch zu gestalten. Mit Hilfe von themenbezogenen Begriffssammlungen und Wortlisten für die einzelnen Laute kann man die spezifischen Bedürfnisse einzelner Kinder berücksichtigen.

Im **Arbeitsheft** sind ergänzend zum Buch Bildvorlagen zur Mundmotorik, Abbildungen für die Klang- und Geräuschübungen sowie Bilder zum Malen, Stempeln und Kleben als Begleitmaterial zusammengestellt. Diese Materialien können sowohl in der Therapie als auch in den häuslichen Übungen eingesetzt werden.

Aus dem Inhalt

Mundmotorik: Zungen- und Lippenübungen.
Auditive Wahrnehmung: Aufmerksamkeit, Figur-Hintergrund-Wahrnehmung, Lokalisation, Merkfähigkeit, Differenzierung, Analyse, Ergänzung und Synthese
Sprachverständnis: Semantik und Wortschatz. Körperspannung und Haltung.
Artikulation: Spiele für die Silben- und Wortebene, Laute der ersten, zweiten und dritten Artikulationszone. Morphologie und Syntax
Zusammenstellung von Büchern und Spielen. Wortlisten für die einzelnen Laute

Detlef Hacker/Herbert Wilgermein

Aussprachestörungen bei Kindern

Ein Arbeitsbuch für Logopäden und Sprachtherapeuten

1999. 226 Seiten. 39 Abb. (3-497-01466-4) kt

Dieses Arbeitsbuch beinhaltet die genaue Grundlegung und praktische Durchführung des AVAK-Tests und des SVA-Screeningverfahrens.

Detlef Hacker und Herbert Wilgermein haben mit diesem Analyseverfahren erstmals eine Methode entwickelt, mit der die grundlegende Systematik der jeweiligen Aussprachestörung erfaßt werden kann. Statt einer einzellautlichen Betrachtungsweise, die vielen Kindern mit Aussprachestörungen nicht gerecht wird, setzt das neue Verfahren auf lautübergreifende, silben- und wortakzentuierende Betrachtung.

Darüber hinaus bietet das Buch Falldarstellungen zu ausgewählten phonologischen Problemen, konkrete Hilfen sowie vielfältige Spielformen und Sprachmaterial für die Praxis der Sprachheilpädagogik und Logopädie.

Detlef Hacker/Herbert Wilgermein

AVAK-Test mit CD-ROM

Analyseverfahren zu Aussprachestörungen bei Kindern

Testheft mit CD-ROM incl. schweizerdeutscher Fassung.
Softwareentwicklung von Martin Schellenberg.
Systemvoraussetzungen: Windows 95, 98 oder NT. Einzelplatzversion.
2000. Format DIN A 4. 24 Seiten. Zahlr. Abb. (3-497-01531-8) geh

Mit dem AVAK-Test können Aussprachestörungen eines Kindes systematisch erkannt und analysiert werden.

Detlef Hacker hat dieses Analyseverfahren und ein daraus abgeleitetes Screeningverfahren für den deutschsprachigen Raum entwickelt. Die Untersuchungsverfahren ermöglichen es dem Sprachtherapeuten, gezielt innerhalb kurzer Zeit die grundlegende Systematik der Aussprachestörungen eines Kindes zu erfassen und entsprechende Behandlungsziele daraus abzuleiten.

Das **Arbeitsheft** enthält den AVAK-Test, zwei Exemplare des SVA-Screening-Verfahrens sowie das komplette Bildprüfmaterial. Alle Seiten sind perforiert und können für den Gebrauch herausgenommen werden.

Die **CD-ROM** enthält ein Auswertungsprogramm für die Transkripte sowie die schweizerdeutsche Fassung des AVAK-Tests.

Hans-Joachim Motsch

ESGRAF-Testmanual

Evozierte Sprachdiagnose grammatischer Fähigkeiten

2., verbesserte Auflage 2000. DIN A4. 48 Seiten. 5 Abb., 2 Tab. (3-497-01549-0) geh

ESGRAF-Video

1999. 83 Minuten. VHS. (3-497-01494-X)

ESGRAF ist ein spieldiagnostisches Verfahren, mit dem Störungen im Grammatikerwerb exakt diagnostiziert werden können. In der Gruppe der sprachauffälligen behandlungsbedürftigen Kinder stellt der Erwerb der grammatikalischen Regeln ein zentrales Problem dar: in der Verbstellung und Verbflexion („Du oben stehen“ statt „Du stehst oben“), in der Kasusmarkierung („auf der Stuhl“ statt „auf dem Stuhl“), in der Pluralbildung („zwei Eiers“) oder im Genus („die Auto kommt“). ESGRAF hat eine Durchführungs- und Auswertungsdauer von ca. einer Stunde. ESGRAF liefert die nötige Information über den grammatischen Entwicklungsstand des Kindes. ESGRAF zeigt, wie sich Therapie- und Förderziele aus dem Ergebnis ableiten lassen.

Das **Video** zum Testheft illustriert anschaulich, wie man den ESGRAF-Test in der Praxis anwendet. Der Test wird hier mit vier Kindern durchgeführt. Die Kinder werden in verschiedenen Spielsituationen zum Sprechen motiviert, z. B. Kaufmannsspiel, Versteckspiel, Autorennen, Telefonieren. Der Erwachsene provoziert durch sein eigenes Sprechen und Fragen im Spiel die entsprechenden Sprechreaktionen beim Kind. Im Testmanual werden die Sprachproduktionen der dysgrammatischen Kinder ausgewertet und Therapieziele abgeleitet.

Ute Burhop/Nikola Determann/Susanne Dirks/Rita Schmülling

Mundmotorische Förderung in der Gruppe

Der Berliner Therapieansatz

2. Auflage 1998. 138 Seiten. Zahlr. Abbildungen. (3-497-01368-4) kt

In diesem gruppentherapeutischen Ansatz wurden auch Elemente aus anderen Konzepten, z. B. Wahrnehmungsübungen und Rollenspiele, integriert. Im Vordergrund stehen der Spaß und das gemeinsame Erleben. Die Gruppe ermöglicht dem einzelnen Kind, Ängste und Hemmungen abzubauen oder auch einmal „nur" Beobachter zu sein. Der umfangreiche Praxisteil dieses Buches mit über 100 Übungen lädt zum Stöbern und Nachahmen ein. Bastelanleitungen, Sprechspiele und eine Materialliste runden das Arbeitsbuch ab.

Aus dem Inhalt

Das orofaciale System. Hauptursachen myofunktioneller Dysfunktionen. Zusammenhang von Hand- und Mundmotorik. Störungsbilder

Rahmenbedingungen. Stundenablauf, Kindzentrierter Ansatz, Rollenspiel/Handpuppen, Sitzen/Haltung, Spiegelarbeit, Fingerspiele. Elternarbeit

Übungen: Hilfestellungen, Einstiegsspiele, Pusten, Saugen, Atmung, Wahrnehmung, Fingerspiele, Sprechspiele, Lieder mit Bewegung

Ernst Reinhardt Verlag München Basel